新版

周産期のこころのケア

親と子の出会いとメンタルヘルス

永田雅子 著

tomi shobo
遠見書房

はじめに

日本における周産期の心理臨床の取り組みは，1989年に一人の臨床家が一つのNICU（Neonatal Intensive Care Unit；新生児集中治療室）の扉をたたいたころから始まった。その後，他の病院でも，関心をいだいていた臨床家が，別のNICUを訪れ，研究目的という名目で，またボランティアという立場からNICUという場に足を踏み入れていった。それぞれ点で動いていたその活動は，一番最初に扉をあけた臨床心理士が活動していた病院で日本ではじめてカンガルーケアが導入されたことをきっかけに，また医療者のネットワークの中でいくつかの病院でも臨床心理士が活動し始めていることが伝わったことから，ひとつに結集されることになった。1996年春，全国で活動していた臨床心理士5名が名古屋に集い，それぞれの現場での状況を報告し，今後の活動をひろげていくために，周産期心理士ネットワークを立ち上げた。周産期医療の場の中で，モデルもない中，それぞれが，悩み，戸惑いながら少しずつ積み上げていた活動は，心理臨床の活動の一つのモデルとして確立されるようになった。周産期医療領域においてもその活動が広く認められるようになり，2010年1月，周産期医療体制整備指針の中に，臨床心理士等の専門職が周産期医療の中で配置すべきスタッフとして位置づけられることとなった。現在では，総合周産期母子医療センターの約7割に臨床心理士等の臨床心理技術者が活動するようになってきており，妊娠中からその後のフォローアップまで一貫して支援を行うようになってきている。

私が周産期で仕事をはじめた1990年代半ばは，まだ女性とおなかの中の赤ちゃんへの心理的ケアの視点が，医療スタッフに十分に共有されておらず，意図せず，妊産婦を傷つけてしまっていたことも多かった。しかし，今は，スタッフの暖かいケアとサポートで多くの妊産婦たちが，やわらかい表情で，出産を迎え，赤ちゃんと出会い，退院していくことが多くなってきた。周産期における心理的ケアとは，特別のことではなく，そのとき，そのときの傷つきや思いを，そのときそのときできちんと受けとめ，ケアし，その先へとつなげていく橋渡しのケアであり，どれだけ赤ちゃんと，親となる存在の人を，暖かく見守り支えていけるのかにかかっているのだと思う。赤ちゃんと出会う前の葛藤は，私たちが思っている以上に赤ちゃんとの出会いやその後の関係の育ちに微妙に影を落とす。物言わぬ赤ちゃんであるがゆえに，赤ちゃんに自分自身の思いが映し出されやすく，妊娠・出産時の傷つきがその後の赤ちゃんとの関係に影響を与えるのだということを，周産期での臨床は私に教えてくれた。周産期で活動を行う臨床心理士に限らず，母と子を支える専門家は，母と子が出会うまでの思いや，ここにくるまでの親子の道のりに思いをはせながら，目の前の親子を抱えていくことを忘れてはならないのだと思う。

2010年に本書『周産期のこころのケア　親と子の出会いとメンタルヘルス』を刊行したが，その後の医療技術の進歩や，社会状況の変化は著しく，親と子の出会いを取り巻く環境はより複雑化してきている。心理臨床の専門家にとどまらず，親と子のこころのケアを多職種で支援をつなぎ，親と子の出会いとその歩みを守り育てていくことが，これまで以上に求められるようになってきている。そのため，前著を大幅に加筆・修正し，新版として改めて発刊させていただくことになった。根気強く私の遅筆を支え，後押しをしていただいた遠見書房山内氏に深謝したい。

＊注：平成 29 年度内に公認心理師法が施行され，心のケアの専門家が国家資格化される。今後公認心理師（略称：心理師）を中心とした心理職が周産期におけるこころのケアを担っていくことになると思うが，これまで，公益社団法人臨床心理士資格認定協会が認定した臨床心理士が，心のケアの専門家として広く活動をしてきた。そのためこの本では，臨床心理士という用語を使用し，その略称として心理士として記載を行った。

もくじ

新版　周産期のこころのケア

第1章

周産期における親と子の出会いとメンタルヘルス

おなかの中に一つの“いのち”が宿り，はぐくまれ，そして私たちのいる世界に生まれ出てくることは，いろいろなめぐりあわせの中で初めて可能となってくる。多くの人は，赤ちゃんがおなかに宿ったことを喜び，無事に生まれてくることを祈り，健康に元気に育っていくことを願っている。そして赤ちゃんとの生活を楽しみに，出産という赤ちゃんと出会うその瞬間を迎えるのではないだろうか。その一方，こころの隅には，誰もが，子どもが元気に，何の問題なく育ってくれるのだろうか，また自分が親としてやっていけるのであろうかという不安を多かれ少なかれ抱えている。通常の場合，そうした不安が頭をかすめたとしても，子どもがうまく育ってくれているうちは，そのことをあまり意識することなく過ごしていくのだと思う。一方で，おなかの中の赤ちゃんが順調ではないといったことや，自分自身の体の不調をともなったりしたとき，その不安が現実のものとして目の前に現れることになる。親として生まれなおすこの時期は，女性は，赤ちゃんと同じように傷つきやすく，無防備な瞬間が存在する。親と子が出会い，親が親として育っていく周産期という時期を暖かいサポートと見守りの中で越えていくのか，そうではないのかは，親のメンタルヘルスやその後の親子関係にも影響を多かれ少なかれ影響を及ぼしていく。

ここでは，赤ちゃんがおなかの中に宿り，親子が出会い，そしてその関係性をはぐくんでいく妊娠－出産－子育ての始まりの時期を取り巻く社会状況と，心理的課題について述べていく。

１．親と子が出会うということ

１）周産期とは……

周産期とは赤ちゃんが生まれる前後の期間を示している。厳密にいえばWHO（世界保健機構）が作成している『国際疾病分類10版（ICD-10)』では，在胎22週から出産後７日未満と定義されており，日本においても1995年からもこの定義が採用されている。現在の医療技術で，生まれてきても助けることができる可能性のあるのが在胎22週以降といわれていることから，この定義は赤ちゃんが“生“をもって生まれてくる可能性のある時期から，胎外の環境に慣れる１週間ぐらいまでの期間をさすことになる。この時期は，母体・胎児や新生児の生命にかかわる事態が発生する可能性が高く，周産期医療という場合，この前後を含めた期間の産科・小児科双方の総合的な体制を指すことが多い。

実際，周産期は，母親にとっても，生まれてくる子どもにとっても，一生の中で“生”と“死”が最も近接した時期である。実際，つい50年ほど前までは，妊産婦死亡率は10万人中130.6人（1955年：厚生労働省平成18年人口動態統計の概要より）であり，周産期死亡率（妊娠満28週以降の死産数に早期新生児死亡数を加えたものを出生数で除したもの。1995（平成７）年以降は死産を妊娠満22週以降で計算）は1,000人中43.9人（1955年：厚生労働省平成18年人口動態統計の概要より）と多くのお母さんや赤ちゃんが亡くなっていた。医療技術の進歩により現在では，50年前に比べ母体死亡は1/80に，新生児死亡は1/40と急激に減ってきている。出産という体験は，古来より「棺桶に片足突っ込んだ」ような心構えで行われてきた（鎌田ほか，1990）ものであり，生まれてくる“生”と身近に迫る“死”を多かれ少なかれ感じる瞬間が存在する。また，戦後しばらくまでは，出産は自宅で行われ，きょうだいも多く存在していたことから，赤ちゃんを妊娠・出産することは，日常の営みの中で，身近なものとして体験されてきた。その一方で，おなかの中に宿った“いのち”が育ち，無事に生まれてくるということは今より大変なことで，生後の時間や日数が短いほど子どもの命の危険は高かった。多産であった一方，生まれてきた子どもたち全員が成人まで無事に育つことは難しく，きょうだいや身近な親戚の中で，小さいうちに亡くなってしまうという体験をしている人も少なくなかった。特に，生まれて１カ月以内に亡くなる子は少なくなく，無事に育ったことの感謝と育ってほしいという願いから，生後７日目の命名式や１カ月でのお宮参りなどの儀礼が数多く行われてきた。また出産が原因でなくなる母親も少なくなく，赤ちゃんを産むということは，“いのち”と向き合うことに他ならず，“死”が隣り合わせであることを意識せざるをえない体験が数多く存在していた。

高度成長期に入って，それまで自宅で出産をしていた状況から，安全・安心な出産を求めて，病院での出産が主流となっていき，赤ちゃんを産むということは医療の対象となっていった。身近な生活の場から，出産は遠ざかり，2009 年の統計データでは 95％以上の分娩が診療所または病院で行われるようになってきている（財団法人母子衛生研究会，2010）。以前のように家族や友人に囲まれて出産を迎え，出産後すぐそばに赤ちゃんがいるという出産の光景はみられなくなり，核家族化や少子化がすすむ中，赤ちゃんが生まれてくることへのイメージは以前に比べて持ちにくくなっているのではないだろうか。

また，戦後の社会状況の変化の中で，”生めよ増やせよ”の時代から，避妊の知識が普及し，“家族計画”のもとで，子どもをいつ出産するのかは意識的にコントロールされるようになってきた。そうした中，赤ちゃんは「授かる」ものから，「作る」ものへと意識が変化してきており，子どもを持つか持たないかは，夫婦の主体性に任されるようになってきている。女性の社会進出が当たり前のようになってきており，それにともない男女ともに一定のキャリアを積んでから結婚や出産にふみきることが増えてきている。厚生労働省が 2016 年に発表した人口動態統計では，2015 年の初婚年齢は，男性 31.1 歳，女性 29.4 歳となっており，親世代である 30 年前の 1980 年の男性 27.8 歳，女性 25.2 歳に比べて遅くなっている。あわせて 2014 年の初産年齢は，男性 32.6 歳，女性 30.6 歳であり，かつては高齢出産といわれていた 30 歳以上の出産が増えてきている（日本産婦人科学会では，30 歳以上としていた高齢出産を，1993 年以降 35 歳以上の初産婦を高齢出産と定義を変更した）。こうした背景には，進学率が上がり，男性も女性も一定のキャリアをもったうえで親となることが増えてきていることが要因としてあり，結婚・出産に対する考え方も親世代，またその前の祖父母の世代とはずいぶんと様変わりしてきている。

2014 年の合計特殊出生率は 1.42 と少子化が進んできており，結婚した夫婦の完結出生児数（結婚持続期間が 15 ～ 19 年の夫婦の平均出生子供数）は，2010 年には２人を切るようになってきた。つまり身近に子どもの姿は減ってきており，きょうだいの数も減ってきている（内閣府『平成 28 年度版少子化社会対策白書』）。こうした子どもの数の減少は，私たちが育っていく中で，身近に赤ちゃんをみたり，接したりする機会が少なくなってきていることを指しており，子どもを出産するまで，小さい子どもとかかわるという経験が少ないあるいはまったくない人も増えてきているのが現状である。よく目にするのは，テレビや SNS に取り上げられた赤ちゃんの姿であり，生のいろいろな表情や反応を見せる赤ちゃんではない。あるお母さんが，「赤ちゃんってまるまるしていて，にこにこしているものだと思っていた」と語られたように，現代の社会では，赤ちゃんが生まれてくること，育てていくことのイメージが昔以上に持ちにくくなっているのではないだろうか。

2）赤ちゃんを家族に迎えるということ

子どもを家族に迎えることは，祝福と喜びに包まれている一方で，親となることに対して戸惑いや不安を持つのもごく自然な感情である。多くの人は，周囲の人にしっかりと支えらえれ，またおなかの中にいる，あるいは目の前にいる赤ちゃんの育ちに引き出されるようにして少しずつ親としての自分を受け入れ，我が子との関係を育んでいく。

一方で，親となることは，それまでの自分とは違う役割を引き受けていくことになる。親となる前は，自分ひとりのことを自分の責任の範囲内で行動し，生活をしていく。しかし，親となったとたん，自分の子どものいのちや育ちに一定の責任が課せられ，これまでと全く同じ自分のペースを守って生活をしていくことができなくなる。つまり，親としての新たな役割が要求され，生活全般での変化を余儀なくされる。特に，一定のキャリアを積んできた後に，親となる場合，仕事と子育てをどう両立していくのかという課題に直面をせざるを得ず，職業人として築いていきた自分のアイデンティティを維持しながら，新たな親としてのアイデンティティを築いていかなければならない。一方で，男性の育休取得率は 2.06％（平成 25 年度雇用均等基本調査，厚生労働省）にとどまり，父親よりも母親に求められる役割や負担が大きい状況が続いている。女性の方が，赤ちゃんの出産によってこれまでの生活スタイルを変えざるをえないことが多く，昔以上にそのギャップを大きく感じさせているだろう。結婚した夫婦にとって，妊娠・出産・育児は，自然な営みであると同時に，今まで築いてきた一人の自分としてのアイデンティティを壊し，親としてのアイデンティティを再構築するときともなっていく。それ以外にも，夫婦関係をはじめとして，周りの人との関係も夫と妻から，父と母へ，親と娘（息子）から，我が子の祖父母とその親へと，これまでとは違う関係性を築きなしてかなければならない。また，自分が頑張ればすべてうまくいくわけでもなく，自分の力ではどうしようもできない体験を引き受けていかなければならない。

今までの生活からの変化を引き受けるそのプロセスの中で，出産という体験や赤ちゃんが生まれた後の生活に漠然とした不安や戸惑いを感じるのはごく自然な感情である。不安や戸惑いも含めて,親となっていく自分を周囲に受けとめてもらいながら,おなかの中に確かに存在する我が子との交流を積み重ねていく中で，出産に対するこころの準備を徐々に整え，目の前にいる赤ちゃんと出会うのだと思う。

3）親となっていくプロセス

親となっていくプロセスは，”我が子”に意識を向けることから始まっていく。多くの親は，子どもがおなかの中に宿ってから，自分とは別の存在がそこにいることを感じ，子どもに意識を向けはじめる。その存在が，自分（パートナー）の身の内にあること，自分たちの意思とは離れて育っていっていくことに戸惑いつつも，その事実を受けとめていくことで，親となることを引き受けていく。そのプロセスは，おなかが大きくなっていくことや，その姿を胎児エコー等を通して見ること，おなかに赤ちゃんがいることを周りから祝福されたり，伝えられる（聴く）こと，胎動を（父親の場合は，パートナーのおなかに触らせてもらうことで）感じること，など五感を通して実感をしていくことが後押しをしていく。特に，自分のうちにその存在を宿している母親の場合，身体の変化や，胎動を直に感じることで，よりおなかの中の赤ちゃんに意識を向けやすく，出産までの間に母親としての自分を受け入れていくことが多い。一方の父親の場合，身体の感覚としては実感を得にくく，親となっていくプロセスは個人差が大きい印象がある。おなかの中の子どもに意識を向ける時間や体験をどれだけ積み重ねているかによって親としてのこころの準備が整っていくプロセスは異なってくる。

思いがけない妊娠をし，妊娠していることを否定している場合，妊娠を認知し，引き受けてから急速にその過程が進んでいく。まるで息をひそめるようにしていた胎内の赤ちゃんが，親が妊娠を受けとめた瞬間から，自分の存在を主張するかのようにおなかが膨らみはじめ，胎動をはじめる。一方で，急速に進んでいく体形の変化や，子どもを産むことの戸惑いは，妊娠初期からそのプロセスをゆっくりすすめていく他の妊婦と違って大きい。刻々と迫ってくる赤ちゃんの出産のときを控えて，赤ちゃんを産む自分を受けとめてもらえないのではないかと怖さを感じ，心を凍らせ，赤ちゃんのことを考えないように時を過ごす場合もある。その一方で，赤ちゃんが生まれてくるという事実を，周囲から抱えてもらうことができたとしたら，おなかの中にいる赤ちゃんの存在が，親として育つプロセスを支えてくれると感じている。

4）親と子の相互作用のはじまり

親と子の関係は，出産して始まるのではなく，母親の体の内に別の“いのち”が宿った瞬間から紡がれていく。母親はおなかの中で少しずつまた着実に成長していくその存在を，おなかのふくらみや胎動を感じながら受けとめていく。多くは妊娠中から赤ちゃんとの相互交流を楽しんでおり，母親は，胎動を感じるころになると，明らかに別の生命の存在を意識し，胎内にいる子どもの動きを敏感に読み取るようになる。実際の赤ちゃんとの交流が始まるのは赤ちゃんが生まれてきてからとなるが，生まれてくるまでの間，どんな子が生まれてくるのだろう，赤ちゃんが生まれてきたらこんなことをしてみようと赤ちゃん自身や，赤ちゃんのいる生活のイメージを膨らませていく。

そしてそのイメージには，おなかの中にいる赤ちゃんの動きも影響を与えている。双子や三つ子の場合，赤ちゃんの位置と，動きから，「この子はおてんばのような気がする」「この子はおとなしいタイプ」と見えない赤ちゃんのイメージをそれぞれ別の存在として話されることも少なくない。

赤ちゃんもまた，胎内にいる頃から，外界の刺激に対して，身体の動きや心拍反応などで十分に応答していることが分かってきている（Gagnon et al, 1987）。赤ちゃんは，在胎 20 週を過ぎてくると感覚器官がほぼ完成し，羊水の中で手足を動かしたり，指しゃぶりをしたり，心音や外界の音に耳をすましたりして安定した感覚体験を楽しんでいる。こうした感覚体験は“無様式知覚”と呼ばれ（Stern, 1985），母親の声の強さや弱さ，抑揚，身体の緊張の強さや弱さなどを感知するといわれている。つまり，赤ちゃんは胎内にいるころから，親のリラックスした感覚であったり，不安や緊張であったりといったこころの状態を全身で感知し，反応している。そして母親もまた，おなかの中の赤ちゃんの状態を，胎動などを通じて，意図あるものとして読み取り，声をかけ，やりとりを行っていくのである。

出産という体験を通して，母親と赤ちゃんは現実的に出会い，急速に関係が深まっていく。母親は出産前から出産後数カ月ぐらいの間は原初的母性的没頭（primary maternal preoccupation）と呼ばれる状態で，特別赤ちゃんからのサインに敏感になっているといわれている（Winnicott, 1987）。また，親になると赤ちゃんの発達を促すような直感的育児行動（intuitive parenting）を行う力が本来そなわっているとされている（Papousek, 1987）。母親は誰に教えられたわけではないのに，目の焦点の合いやすい位置から赤ちゃんの顔を覗き込んだり（赤ちゃんがおっぱいを吸うときに，それを見てくれるお母さんとの顔の距離），リズミカルな規則性のある話しかけで赤ちゃんに声をかけたり（少し高いトーンでゆっくりとした大げさな声かけ），赤ちゃんが落ち着くやり方でゆすったりする（肌と肌をしっかりくっつけ丸い姿勢で抱っこし，呼吸の早さでゆっくりと揺らしたり，背中をとんとんと叩いたりする）。私たちには，赤ちゃんの反応を引き出し，落ち着くことを手助けすることのできるかかわりを行う力が本来備わっているのである。そうした赤ちゃんに合わせた自然なかかわりは，母親が安心し，ゆったりとした気持ちで赤ちゃんと向き合えているときに初めて引き出されるとされている。そうした母親からの働きかけにリードされる形で母子のやりとりが生じていく。

また，赤ちゃん自身も生まれた直後から，外界と積極的に交流を行おうとしている（図 1-1）。人の顔を好んで見つめ，あやされるとむずかるのをやめ，話しかけに身体の動きを使って反応し，能動的に周囲に働きかけている（Brazelton, 1995）。生まれた直後の赤ちゃんであっても，周囲に関心を向け，新生児模倣といわれるような表情の模倣をすることができる（図 1-2）。

生まれたばかりの赤ちゃんでも，0.01 程度の視力を有していることが分かってきている（図 1-3）。お母さんがおっぱいをあげているときの顔の距離，つまり，30 センチぐらいの距離で，目の焦点をしっかり合わせた状態で，赤ちゃんのペースでゆっくりと顔を左右に動かすと，目と頭を使って，顔の動く方向を追おうとす

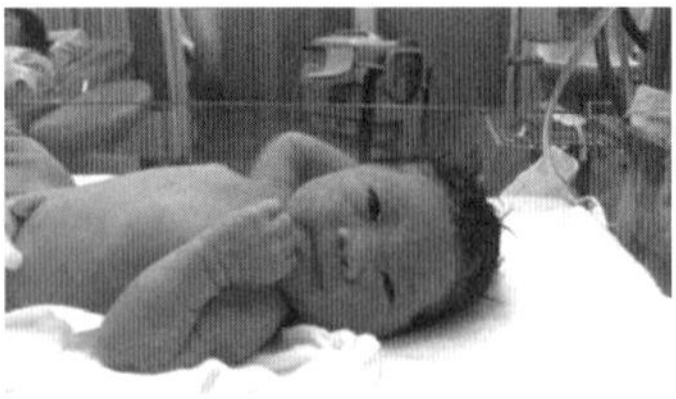

図 1-1　出生直後の赤ちゃん

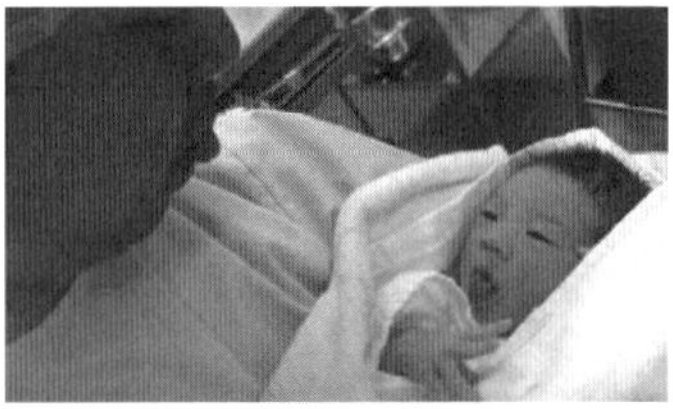

図 1-2　生後 45 分ごろの赤ちゃんとお父さんとのやりとり：新生児模倣

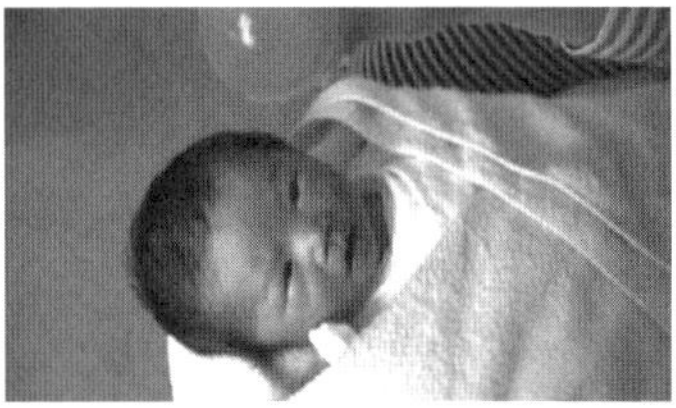

図 1-3　生後３日目の赤ちゃん：赤いボールをじっと見つめている

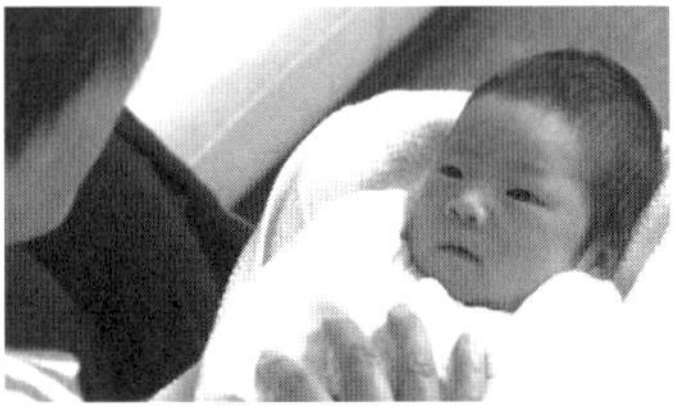

図 1-4　生後７日目の赤ちゃん：じっと見つめ，身体の動きが静まった

る。また赤ちゃんに高いトーンで声をかけると，体の動きを静め，音源のする方向に目や顔を向けていく（図 1-4）。そしてぐずりかけている状態で，声をかけたり，顔をみせたりすると，手足の動きがおさまり，人に興味をしめし，自分で落ち着いていくことができる。

つまり赤ちゃんは身体や頭，目の動き，声など全身を用いて母親の注意を自分に引かせ，また，人とのかかわりによって自分の状態をコントロールする力を備えて生まれてくる。まだ未分化で，分かりにくい反応であったり，赤ちゃんに合わせたかかわりをしないと反応を引き出すことは難しいが，そうした動きや赤ちゃんからの反応が，母親の子どもへの積極的なかかわりを促していくのである。そこには生理的レベルと感覚レベルでのやりとりが起

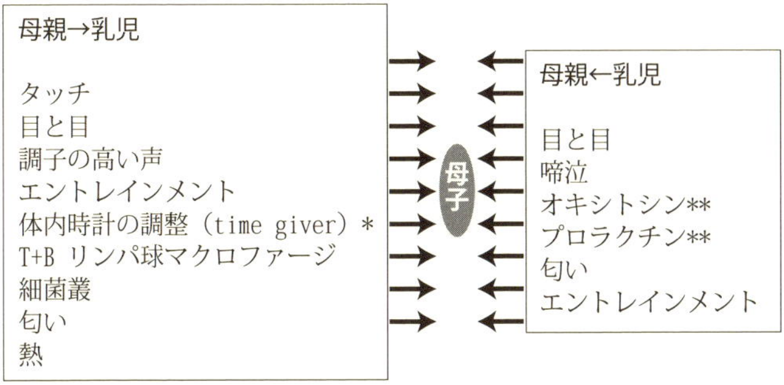

*time giver（体内時計の周期に影響を与える外的因子。ここではそのリズムを母親が調整していることを意味する）
**生後数日間に同時的に起こっている母子相互作用（子どもの吸啜によって母親のオキシトシンとプロラクチンの分泌が刺激される。そのためオキシトシンとプロラクチンは子どもの側に示してある）

図 1-5　母子の相互作用（Klaus et al, 1995）

こってきており，相互に働きかけ合いが起こることで，次第に深まっていく（Klaus et al, 1995；図 1-5）。

実際，出生直後の早期母子接触（生まれたばかりの裸の赤ちゃんを裸のお母さんの胸の中に抱っこしてもらう；図 1-6）の観察では，赤ちゃんはほとんど泣かず，お母さんを見つめ，母親の胸の上でもぞもぞと動き，時間をかけておっぱいを探し出していく様子が認められている。また母も，赤ちゃんの動きを肌で実感していく中で，次第に客観的に赤ちゃんの姿をとらえていた言葉がけから，赤ちゃんの微妙な動きに声の調子を合わせた声かけに変わっていくことが観察されている（橋本，2009）。どちらか一方からの働きかけで進んでいくのではなく，親と子，それぞれの要因が複雑に絡み合いながら，お互いがお互いの反応を引き出し，少しずつ，また揺れ戻りながら進んでいくものであり，そこには微妙なリズムやハーモニーが存在し，一つ一つのやりとりの積み重

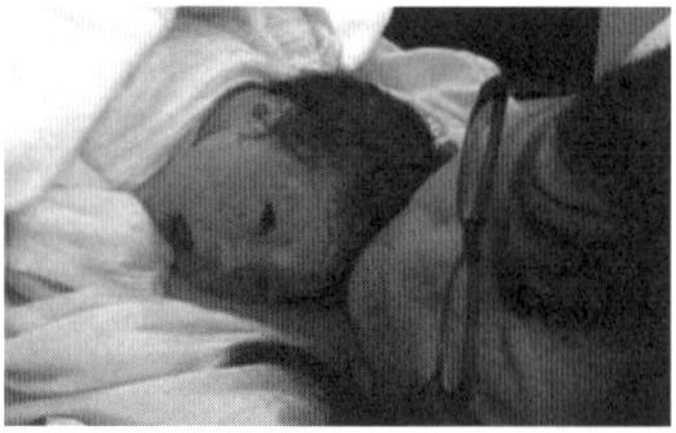
図 1-6　出産直後の早期母子接触

ねの中で，親と子の関係が紡がれていく。

暖かく見守られた中で，そうしたやりとりを支えてもらうことができれば，母親は徐々に赤ちゃんに合わせたかかわりかたを調整し，赤ちゃんとのやりとりを楽しむようになっていく。そのやりとりにはエントレイメントと呼ばれる同調したリズムが存在し，Treverthen（2001）は，早期の段階からお母さんと赤ちゃんの間で，オーケストラが奏でるような同じテンポとリズムを共有するやりとりが生じていることを報告している。

こうした親と子の関係性が育っていく過程は，誰に教えられたものではなく，自然に育っていく発達の過程である。多くの親は，最初は，赤ちゃんのケアに不慣れで，扱いに戸惑い，赤ちゃんからのメッセージも的確に読み取ることはできないかもしれない。しかし，周りから，「かわいいわね」と赤ちゃんを受けとめてもらい，「やっぱりお母さんね」と母としての自分を支えてもらい，「それでいいのよ」と赤ちゃんとのやりとりを温かく見守ってもらう中で，まるで魔法をかけられるようにして，親としての自信を深め，我が子の親として育っていくのではないだろうか。

５）親と子の相互作用を阻むもの

母親は子どもを産みさえすれば母親になれるわけではなく，妊娠・出産を通して暖かく見守られた環境の中で母子が出会い，お互いの関係に没頭する中で，お互いの反応を引き出し合いながら関係性が生まれ育ち，母親から赤ちゃんへの同一化が行われ，それぞれの赤ちゃんにふさわしい育児が可能になっていく。しかし，赤ちゃんが生まれるということは，“いのち”をつなぐ時期であるからこそ，過去と現在と未来とが重なり合う。赤ちゃんを見るとき，親は，目の前にいる赤ちゃんだけでなく，そこに，自分が小さかったときの赤ちゃんの姿と，成長して大きくなった赤ちゃんと自分との姿を映し出す。それが温かく幸せな気持ちをともなうものであれば，赤ちゃんとゆったりとかかわることができるだろう。しかし，その姿が不安や緊張をともなうものである場合，目の前の赤ちゃんの存在は，漠然とした不安や先の見えない怖さを呼び起こすものとして感じられてしまうかもしれない。

Fraibergh ら（1983）は“赤ちゃん部屋のお化け（ghosts in the nursery）”という表現で，赤ちゃんとお母さんだけが密室で過ごしていると，母親の深い記憶が呼び起こされることを指摘している。赤ちゃんの反応や動きはまだ未分化で，赤ちゃんがどういう意図や感情をもっているのか，私たちにどういったメッセージを送ってくれているのか，はっきりとはつかむことができない。また，赤ちゃん自身，自分が何を感じているのかをはっきりとつかんでいるわけではないく，なんとなく落ち着かない（不快）であったり，心地よい感覚でしか感じ取っていないだろう。しかし，私たちは，赤ちゃんがまるで意図や感情を持っているかのように，赤ちゃんの動きや反応を読み取り，対応をしている。たとえば赤ちゃんが，「おなかがすいた」「いやだ」と明らかに伝えているわけではないのに，「おなかがすいて怒っているのね」「〜がいやだったのね」と声をかけ，対応を行っていく。その読み取りが，赤ちゃんの状態とかけ離れたものではなく，赤ちゃんが感じているものに近い場合，そうした声かけは，赤ちゃんの情緒の発達を支え，赤ちゃんが自分の感情や状態を知る手がかりを提供していくものになるのだと思う。しかし，生まれたばかりの赤ちゃんであったり，赤ちゃんの反応が分かりにくいものであればあるほど，その読み取りが赤ちゃんの状態とあっているかどうかは不確かで，その読み取りにはかかわる人の思いが強く映し出されやすい。たとえば，赤ちゃんがお母さんの方に手を伸ばしたときに，「私のことを分かってくれているのね」と読み取る人もいれば,「私がいやではねつけようとしている」と読み取る人もいるだろう。赤ちゃんが全く同じ反応を示したとしても，かかわる人によっては全く違う読み取りを行ってしまうことになるのである。

赤ちゃんのときに温かいケアを受けていたお母さんや，赤ちゃんと出会うまでに温かい気持ちで過ごすことができていたお母さんは，赤ちゃんの反応や動きをよりポジティブ（肯定的）に受けとめることができる。そしてその読み取りに支えられて，より積極的に子どもとかかわっていく。一方で，赤ちゃんと出会うまでに何らかの葛藤を抱えていたり，赤ちゃんだったころに温かく十分なケアを受けていなかったお母さんは，赤ちゃんのちょっとした動きや泣きが自分を責めているように感じたり，自分が赤ちゃんだったときに感じていたであろう得体のしれないような不安感に襲われたりするかもしれない。そうした読み取りの歪みは子どもとのかかわりをより難しくさせてしまうかもしれない。

出産後に不安定さを示したある母親は，出産前後の自分の精神状態を「普段は奥底に隠れている赤ちゃんのときの自分がよみがえっていて，今から思えば気にしなくてもいいことが，昔の自分と重なって余計につらく感じていた」と語ってくれた。周産期という時期は，後から述べるように女性にとって，ホルモンの急激な変化を体験し，思春期・更年期と並んで精神不安定に陥りやすい時期ともなる。思春期・更年期は１年以上かけてホルモンの量が上昇あるいは低下していくが，この時期は，妊娠・出産にともなう変化が急激に起こってくる。そのため，自分の力ではコントロールすることのできない気持ちの揺れや身体の変化に戸惑いを感じるのはごく自然な感情でもある。またそれに加えて自分の役割や生活の変化を余儀なくされるこの時期は，女性のメンタルヘルスを考えるうえで，またその後の親子関係を支援していくうえでも，リスクにもなりチャンスにもなりうる時期となっていく。

2．妊娠・出産のメンタルヘルス

昔から，日本においては“血の道”，“産後の肥立ち”と呼ばれるなど，出産前後で精神的に不安定になりやすいことは，よく知られてきた。これは妊娠中，女性ホルモンの血中レベルが高く維持されていた状態から，出産後，急激な低下を起こし，妊娠前の元のレベルに戻っていくといった，ホルモンの変動も一因とされている。多かれ少なかれ，すべての人が経験し，身体的回復とともに，徐々に安定していくものでもあるが，一過性ではなく，その後も精神的な不安定さが持続することも少なくない。

1）妊娠中のメンタルヘルス

妊娠中に発症するうつ病の頻度については 10％～ 15％と報告され（Kumar, 1982; Kitamura et al, 1993），母親自身が妊娠前にうつ病の既往があること，初めての妊娠・出産であること，過去に妊娠中絶をした体験があること，パートナーとの結びつきの弱さや，社会的支援の欠如は，うつ病発症のリスク要因となることが報告されている（Kitamura et al, 1996）。また，妊娠中のうつ病は，母体だけではなく胎児への影響も指摘されており，セルフケアの低下や，流産や早産，胎児発育不良などが報告されている（Field et al, 2006; Alder et al, 2009）

しかし，これまでは妊娠中の抑うつの高さはあまり注目されることは少なく，その多くは産科での対応で軽快したり，妊娠中の身体症状（悪阻（つわり）や寝苦しさ）として解釈されることで，治療的対応をされないまま経過したりしていたと考えられている。

妊娠中の不安定さは，身体的な訴えとつながりやすく，また出産をすれば，軽快することも多かったため，これまでは母親の心理的なサポートについてはあまり議論されてこなかった。母親がよりよい精神的な健康を保ちながら妊娠生活をおくれるように支えていくことは，のちの産後うつ病の発症の予防や，子どもとの関係をよりよい形で築いていくために必要な支援となっていく。実際出産後，多くの母親と出会って，話を聞くと，一番，つらかったのは妊娠中であったと振り返られることが多い。出産後は，目の前に赤ちゃんがいることで，イメージが修正されたり，赤ちゃんの成長・発達に支えられることで，その時期を乗り越えていくことができる。一方，妊娠中は，胎内の赤ちゃんの様子が分からないがために，赤ちゃんに対するイメージが修正しにくかったり，不安が増したりもしやすい。

２）出産後のメンタルヘルス

分娩が終わってから，母体が回復して，妊娠前の状態に戻るまでの期間を産褥期（通常は出産後から６～８週間）と呼ばれるが，それは，産後には，出産の準備のため増えていた卵胞ホルモン（エストロゲン）や，黄体ホルモン（プロゲステロン）の分泌がなくなったり，膨らんでいた子宮が小さくなり，妊娠前の元の大きさに戻ったりと，身体が妊娠前の状態に戻るのが約６週間かかるということを意味する。つまりその時期は，身体の中でも別の“いのち”をかかえていた自分から，また一人の自分として戻るためにバランスをととのえていく時期といえる。そうした産褥期は精神的な不安定さを生じやすいことが分かってきている。

（a）マタニティブルーズ

出産後３日頃から２週間の間にあらわれる涙もろさと抑うつを

主症状とする一過性の情緒と認知の混乱は，Hamilton らによって1960 年代にはじめて報告され，その後，Pitt（1973）によってマタニティブルーズと呼ばれるようになった。マタニティブルーズの症状は，抑うつ気分，気分の不安定，涙もろさ，不安，焦燥感，困惑といった精神面と，頭痛や疲労感といった身体的症状が中心（Hamilton, 1962；岡野ら，1989; Pitt, 1973）となり，通常の抑うつに比べて，身体的な抑うつ症状が強いといわれている。頻度は，外国では５～80％（Pitt, 1973），日本においては出産した母親の４％～ 50％にみられると指摘されている（岡野，1993; 佐藤ほか，2003）。多くは，出産後３～４日目から２週間以内に発症し，数時間から数日間持続し，自然に消失する（Pitt, 1973）ことから一過性のものとされている。この原因としては，比較的高率に体験されること，また出産後比較的早い時期に起こってくることから，出産にともなって内分泌が変化することが影響していると考えられている（Handley et al, 1980；岡野ほか，1989）。出産後の多くの母親が体験し，通常は自然に軽快することから，女性が出産後の体や役割の変化に適応するための正常な反応であると考えるられ，Holden（1996）は出産後の生活の変化，児の誕生というライフイベントに対しての情緒的な適応という観点でとらえることを提唱している。また，こうした出産後に一時的に情緒的に過敏な状況になることは，まだ未分化でつかみにくい赤ちゃんのサインを読み取るためには必要な状態であるととらえることもできるだろう。Winnicott（1987）は，出産前から出産後数カ月にわたって母親は，原初的母性的没頭（primary maternal preoccupation）という状態に陥ることで，“赤ちゃんの靴がはけるようになる”と指摘している。多くの親は，マタニティブルーズの状態にまでは陥らないにしろ，出産前後に自分であって自分ではないような状態になることで，母親として生まれなおすことが可能になっていくのかもしれない。

一方で，初めてお産をする人（Nott et al, 1976; Yalom et al, 1968）や，もともと神経質だったり，精神的に幼い部分がある人などはマタニティブルーズとなりやすいとされている（池本ほか, 1987; Cox et al, 1982; Paykel et al, 1980）。ただ研究者の中には，心理社会的要因は関連が少ないとしているものもあり，統一した見解とはなっていない（Handley et al, 1980; Stein, 1982）。また，マタニティブルーズを経験した例では，産後うつ病になりやすいと報告されている（Cox et al, 1982；岡野・野村，1989; Paykel et al, 1980）。後述するように産後のケアの質によってマタニティーブルーズが軽減する可能性も示唆されており，出産後の心身の適応を余儀なくされる時期に，温かくケアをされたのか，何らかの傷つきを体験するかによって，その後の親のメンタルヘルスや子どもとの関係に影響を与える印象を持っている。出産という体験は，これまでの鎧を脱ぎ捨て，心が丸裸な状態になる一瞬が存在するのだろう。その時期の周囲の対応により，リスクにもチャンスにもなる時期であることをもっと私たちは意識する必要があるのかもしれない。

（b）産後うつ病

産後うつ病は，出産後数週から数カ月で発症し，頻度は 10%～15%程度と報告されている（O'Hara et al, 1985; Stein, 1980）。一般に分娩後の４～６週ごろから発症し，マタニティブルーズより遅れてあらわれてくるもので，マタニティブルーズとは別の病的状態である（Horowitz et al, 1995）とされている。しかし，Cox ら（1982）や岡野・野村（1989）は，マタニティブルーズを示した女性が，最初の数週間で軽快せず，持続的にうつ病の症状を示すリスクが高いことを指摘している。

産後うつ病は，気分が落ち込み，日常生活で興味や喜びを感じにくくなるのが中心症状とされている。それに加えて，食欲の低下もしくは増加，不眠または睡眠過多といった睡眠障害が多くみられる。また，焦燥感を感じていたり，必要以上に自分を責めたり，全く価値がないかのように感じていたり，ときには死について繰り返し考えることもある。そういった症状が２週間以上継続してあらわれ，育児や家事全般に支障をきたしたりする場合にはうつ病と診断される（表 1-1）。ただし産後のうつ病の場合，症状の訴えは，「赤ちゃんの具合が悪い」「母乳の飲みが悪い」といった赤ちゃんの健康や母乳の心配や,「自分は母親としての資格がない」「十分に赤ちゃんの世話ができない」といった母親としての自分に対して自信のなさや，過度の罪悪感という形で訴えられることも少なくない。そうした場合，その心配が過度であったり，はっきりとした理由もないのに強い不安が認められたりすることで明らかになる。

少数ではあるものの，自責感から母子心中，自死へとつながる可能性も存在している。また自分の子どもへの無関心と，怒りや敵意の感情がともなうこともある（Kumar, 2007）。その頻度の高さと，子どもとの関係に与える影響の大きさから，産後うつ病の母親に対する早期の支援の体制を整えることが急務となってきている。

こうした産後うつ病のリスク因としては，妊娠期のストレス，ソーシャルサポート，うつの既往，夫婦関係が挙げられてきた（Bloch et al, 2006; Paykel et al, 1980）。日本においては，里帰り分娩など伝統的なサポート体制の風習があり，産後うつ病の頻度は低いと考えられていた（岡野ほか，1991）が，最近の研究では，欧米と同じ評価法を用いると同程度の頻度であるという報告もみられている（Yamashita et al, 2000）。

軽度のうつ病はソーシャルサポートや心理療法などの効果が認

表 1-1　うつ病（DSM-5）／大うつ病生障害

A．以下の症状のうち５つ（またはそれ以上）が同じ２週間の間に存在し，病前の機能からの変化を起こしている。これらの症状のうち少なくとも一つは（１）抑うつ気分，または（２）興味または喜びの喪失である。
（１）その人自身の言葉か，他者の観察によって示される，ほとんど一日中，ほとんど毎日の抑うつ気分
（２）ほとんど１日中，ほとんど毎日の，すべて，またはほとんどすべての活動における興味または喜びの著しい減退
（３）食事療法をしていないのに，有意の体重減少，または体重増加
（４）ほどんど毎日の不眠または過眠
（５）ほどんど毎日の精神運動焦燥または制止
（６）ほどんど毎日の疲労感，または気力の減退
（７）ほどん毎日の無価値観，または過剰であるか不適切な罪責感
（８）思考力や集中力の減退，または決断困難がほどんと毎日認められる
（９）死についての反復施行，特別な計画はないが反復的な自殺念慮，または自殺企図，または自殺するためのはっきりとした計画
B．その症状は，臨床的に意味のある苦痛，または社会的，職業的，またはほかの重要な領域における機能の障害を引き起こしている。
C．そのエピソードは物質の生理学的作用，またはほかの医学的疾患によるものではない。
D．抑うつのエピソードは，統合失調感情障害，統合失調症，統合失調症様障害，妄想性障害，またはほかの特定および特定不能の統合失調症スペクトラム障害およびほかの精神病性障害群によってはうまく説明されない。
E．躁病エピソード，または軽躁病エピソードが存在したことがない。

められており，家事や育児の軽減や，気にかけてくれている人の存在により，症状が重くなることを予防することができる。その一方で，育児や家事にも支障をきたしている場合，抗うつ薬が第一選択肢となり，うつ病の治療が最優先となる。母乳への移行を心配し，投薬治療に抵抗を示すことも少なくないが，今はうつ病の治療が優先されることを伝え，精神科治療につなげることが必要となってくる。

産後うつ病の対応の難しさは，通常のうつ病と病態は変わらな

いのにもかかわらず，発症の契機となる子どもの出産と距離を取ることが難しいことにある。通常のうつ病の対応の場合，頑張らせないことともに，例えば職場のうつ病の場合，休職をするなど，発症の契機となったことから物理的にも心理的にも距離をとることが第一義的な対応となる。しかし，産後のうつ病の場合，生まれたばかりの赤ちゃんの対応は母親が中心に担うことが多く，周囲も最低限のケアは期待することになるため，なかなか赤ちゃんと離れてゆっくり休養することが難しい。またうつ病が軽快しても，子どもとの関わりに難しさを抱えることも指摘されてきている（山下ほか，2016）。いかに“母親としての自分”を支えながら，うつ病の治療を行い，親と子の関係が築かれていくプロセスを支えてくのかが今後より課題となってくるだろう。

一方で，こうした産後うつ病の症状は，およそ数カ月で軽快し，１年以内に約３分の２が回復，２年目には 90％が回復するといわれている。授乳中であれば，通常のホルモンバランスとは違う状態が持続しており，出産前の身体の状態に完全には戻っていない。また，うつ病の病態まで示さなくても，出産後の多くの母親は多かれ少なかれ自分であって自分ではないような感覚を感じており，通常では気にならない周囲の言動に過敏に反応することも起こりうる。１年以上経過をおっていくことが望ましいとされ，地域の支援にうまくつなげていく必要があるだろう。また，それまで適応的に生活をしていた人が，産後うつ病が契機で，精神的な不調を呈し，不安定さが何年も持続することがある。その回復には，周囲からのサポートや理解が強く影響をしており，育児の困難さにも直結するため，他機関との連携を含めた慎重なフォローが必要となってくる。

（ｃ）産後精神病

産後精神病は産後２週間までの早期に発病するといわれている。

不眠，焦燥感，抑うつなどの前駆症状に続いて，急激に幻覚，妄想などの精神症状が出現し，それにともない，強い混乱や，一時的な記憶や意識の障害がみられることが多い。妄想の中には，「自分の子どもがすり替えられている」といった子どもに関するものが訴えられることもある（吉田ほか，2005b）。頻度は 1,000 回の出産に１～２回とされており（Kendell et al, 1987），日本においては，0.34/1,000 という報告がある（Okano et al, 1998）。こうした症状は薬物療法によって比較的軽快することが多いとされ，早期に精神科治療が行われる必要がある。

３）母親の精神的不安定さが親子関係に与える影響

ある母親は，妊娠・出産時の子どもとの関係を，「自分とは別の赤ちゃんであると同時に，自分の中の無防備な小さな赤ちゃんだった」と語ってくれた。またある母親は「今思うと，自分であって自分でないような感じだった」と語ってくれた。女性は，産後１年ぐらいまで，普段であれば，奥底に隠れ，表に出ることはない，もろさ，弱さがともすると，あふれでてきて，周囲の言動に過敏になったり，傷つきやすくなったりする。赤ちゃんとよりよい形で出会い，関係を築いていってもらうためには，妊娠・出産・育児という一連のプロセスの中で，女性が望ましい精神的健康を維持し，その時期を乗り越えていくことができるようにサポートできるかが大事な視点となってくるのだと思う。

産後早期の母親の抑うつなど母親のメンタルヘルスの不調は，子どもとの関係を築きにくくさせ，育児の困難さにつながることもある。出産後比較的早期に出現するマタニティブルーズといった軽い気分変調や不安定さがどれだけ子どもへ否定的な影響を及ぼすかどうかについて結論づけている研究はほとんどみられていない（Fleming et al, 1988）。一方で，産後うつ病の母親は，赤ちゃんからのサインや要求に気がつきにくく，受け身的である，情緒的かかわりが少ない，肯定的な感情表出が少ないなど，やりとりが相互交流的にならない（Field et al, 1985），子どもの反応や動きに対してリズムを合わせて応答することが難しくなり，親と子のやりとりに微妙なテンポのずれが生じてきてしまうなど，より適切でない母子の相互作用が認められることが報告されてきている（Beck, 1995; Field, 1984; Livingwood et al, 1983; Stein et al, 1991; Campbell et al, 1995; Hoffman & Drotar, 1991; Murray et al, 2003）。

産後うつ病の母親は，母親としての自分に過度の自信のなさを感じていることが多く，子どもが泣いていると，自分を責められているように感じたり，赤ちゃんを否定的にとらえてしまったりしやすい（山下ほか，2003）。そのため，虐待のリスクの一つとなることも指摘されてきた。また，産後１年のときに抑うつ的だった母親の子どもは，18 カ月になった時点での母親に示す愛着は不安定である（Murray, 1992）という報告や，産後１年間に抑うつ的だった母親の子どもは，４歳の時点での認知発達が劣る（Cogill et al, 1986）といった母子関係や子どもの発達へのマイナスの影響が報告されてきている。産後うつ病が子どもの心身の発達に与える長期的な影響については一貫した結論が得られているわけではない。しかし，産後うつ病に限らず，母親がうつ病になることは，子どもに対して適切なかかわりをできにくくさせてしまい，子どもの適応的な発達にも影響を与えてしまう可能性が存在しており，支援を行うことの必要性がこれまでも指摘されてきている（Beck, 1995; Dennis, 2005; Susman, 1996）。

4）産後のメンタルヘルスのスクリーニングとその活用

産後のメンタルヘルスのスクリーニングには，エジンバラ産後うつ病質問票（EPDS；Cox, 1987）が一般的に使用されている。これは自己記入式の質問紙法であり，産後の特性に焦点をあて，認知面の症状が中心項目となっている。10 項目と項目数が少なく比較的簡便であり，短時間で多くの情報を得られることができる。日本版は岡野ら（1996）が発表し，吉田ら（2005）によって紹介された後，広く母子保健の現場で活用されるようになってきている（表 1-2）。2017 年度からは，厚生労働省が助成を行う産婦健康診査事業の項目の一つとして位置づけられ，出産後の母親の２週間健診，１カ月健診で使われるようになってきた。

こうした質問紙は，感情表出の乏しい日本人の特性をカバーすることのできるものであり，観察して得られた印象と，実際の得点の乖離があることも少なくない。そのため，産後の不調の SOS が出せない人に，サポートを差し伸べるきっかけになるとされている。この質問紙は，渡して記入してもらい，採点し，リスクの高い人を抽出するのが目的のものではない。点数がついた母親に対して，その内容を確認していくことで，現在の状況や思いを受けとめ，必要に応じて次の支援につないでいくことで初めて意味をもつ。母親自身も，質問項目を自分自身で確認し，振り返ることで，自身の今の状態を客観視することができたり，なかなか周囲には表出しにくい，ネガティブな感情を表出し，受けとめてもらえる体験となりうるものとなる。そのため使用に際しては，単なるスクリーニングで使わないことに注意が必要である。また現場で広く活用されるようになったため，産科，母子保健などさまざまな場で何度も記入を依頼されることもありうる。そのこと自体が周りから評価されていると感じがちな母親に対して侵襲的なものと感じさせることもあるかもしれない。各機関で連携をとり EPDS の利用や活用について共有することで支援につなげることも必要だろう。

表 1-2　エジンバラ産後うつ病質問票

ここ最近７日間にあなたが感じられたことに最も近い答えに○をつけて下さい。必ず 10 項目に答えてください（Cox et al: Brit J Psychiatry.1987）。

1．笑うことができたし，物事のおかしい面も分かった。
（）いつもと同様にできた　（）あまりできなかった
（）明らかにできなかった　（）全くできなかった
2．物事を楽しみにして待った。
（）いつもと同様にできた　（）あまりできなかった
（）明らかにできなかった　（）ほとんどできなかった
3．物事が悪くいったとき，自分を不必要に責めた。
（）はい，たいていそうだった　（）はい，時々そうだった
（）いいえ，あまり度々ではない　（）いいえ，そうではなかった
4．はっきりした理由もないのに不安になったり心配したりした。
（）いいえ，そうではなかった　（）ほとんどそうではなかった
（）はい，時々あった　（）はい，しょっちゅうあった
5．はっきりした理由もないのに恐怖に襲われた。
（）はい，しょっちゅうあった　（）はい，時々あった
（）いいえ，めったになかった　（）いいえ，全くなかった
6．することがたくさんあって大変だった。
（）はい，たいてい対処できなかった
（）はい，いつものようにはうまく対処しなかった
（）いいえ，たいていうまく対処した
（）いいえ，普段通りに対処した
7．不幸せなので，眠りにくかった。
（）はい，ほとんどいつもそうだった　（）はい，時々そうだった
（）いいえ，あまり度々ではなかった　（）いいえ，全くなかった
8．悲しくなったり，惨めになった。
（）はい，たいていそうだった　（）はい，かなりしばしばそうだった
（）いいえ，あまり度々ではなかった　（）いいえ，全くそうではなかった
9．不幸せなので泣けてきた。
（）はい，たいていそうだった　（）はい，かなりしばしばそうだった
（）ほんの時々あった　（）いいえ，全くそうではなかった
10．自分自身を傷つけるという考えが浮かんできた。
（）はい，かなりしばしばそうだった　（）時々そうだった
（）めったになかった　（）全くなかった

EPDS の記入を依頼するときには,「出産後はどのお母さんも不安定になりやすい時期です。お母さんが安定した状態で過ごせることは，赤ちゃんを育てるうえでも，大切なことであり，この質問紙を通して，今のお母さんの心の状態を理解してサポートしていきたいと思います」と伝えるといいだろう。また,「聴いた内容については他人には漏らさないので，今の状態をありのままにこたえてください」など，望ましい回答を答えることにならないように, ちょっとした声掛けをするとよいかもしれない。質問は 10 項目からなっており，０，１，２，３点の４件法で，合計点を算出する。合計は 30 点満点で，日本では，８／９点がカットオフポイントとされている。全部の項目に記入してもらったあと，９点以上の人は１点以上ついた質問項目について詳細に聞き取ることが推奨される。誰かに気持ち，それも望ましいとされていないマイナスの思いを受けとめてもらえるという体験は，自分の状態を把握することにつながり，それ自体が支援となりうる。また，多くの産後うつ病の母親は，自分だけがうまくやれていないと感じやすく，そう考えること自体が通常の状態ではなく，産後の不調に起因していることを伝えることが必要であろう。またうつ病の症状では “ 理由もなく ”“ 不必要に ” がキーワードであり，根拠がなく自分を責めたり，うまくいかない些細なことに繰り返し悩むことが特徴的である。客観的に見た母子の状況と，訴えが違う場合も少なくない。そうした思いを否定したり，説得したりしようとはせず，うつ状態に陥っている可能性について考慮し，まずはその思いを受けとめるところから始めたい。

EPDS の項目は，うつ病の基本症状の一つである感情障害を確認するもの（質問１，２），睡眠障害を確認するもの（質問７），抑うつ気分を確認するもの（質問８，９）などから構成されている。特に質問 10 は，自殺企図を測るものであり，１点以上をつけた人については，状況や具体的な行動の確認，考えが浮かんだ時に，SOS を出せる人や，話を聴いてもらえる人の有無を確認することが必要である。考えが浮かんだ時に思いとどまることを支え，実際に行うことがないように約束をするとともに，そうした思いがこころに浮かんだ時に，誰に，どのような形で連絡できるかという援助要請の具体的な方法や手段を確認していくことが望まれる。質問 10 に点数が付いた場合，また抑うつ気分と感情障害の２症状が強く，家事や育児が十分に行えていない場合などは，精神保健や精神科治療についての緊急性を検討し，早急に支援をつないでいく必要がある。

5）産後うつ病の母親への支援

産後の母親は，身体的な回復に時間がかかることや，赤ちゃんのケアで時間的な余裕がとりにくかったり，小さい赤ちゃんを連れて外出したりすることは負担が大きい。つまり外に自分から育児のサポートを求めて出かけることは通常にくらべて容易ではない。抑うつ気分が強い場合，より外出は困難となる。さらに，産後うつ病の母親はうつ病という状態であるがゆえに，自責的になりやすく，赤ちゃんの世話ができないことに対して自分を責めたり，この先，自分がこのままの状態が続けば子どもにも悪影響を与えるのではないかと考えたりしやすい。自分が親としてもっとやらなければならないのではないかという思いや，自分ですら赤ちゃんの世話で調子を崩しているのに，周りに手伝いを頼むと相手が自分と同じように調子を崩してしまうのではないかという怖さから，周囲に SOS を出したり，サポートをうまく利用したりすることもできない人が多い印象をもっている。

一方で，産後うつ病への心理・社会的なアプローチの有効性は認められ（Brockington, 2003），保健機関が行う訪問時期が早いほど，産後うつ病の出現頻度が下がり予防的な効果があるのではないかと指摘されている（鈴宮ほか，2002；永田ほか，2009）。そうした流れの中で，平成 19（2007）年からは，“こんにちは赤ちゃん事業”（乳児家庭全戸訪問事業）が始まり，生後 4 カ月までの乳児のいるすべての家庭への訪問支援が行われるようになった。地域の保健師や民生委員など専門家が，自宅を訪問し，さまざまな不安や悩みを聞き，子育て支援に関する情報提供等を行うとともに，親子の心身の状況や養育環境等の把握や助言を行い，支援が必要な家庭に対しては適切なサービス提供につなげるという体制の整備は，産後うつ病の予防や，親子関係への早期支援につなぐことが可能となるという効果が期待されている。平成 29 年度からは子育て世代包括支援センターの整備が行われ，妊娠期からの切れ目のない支援が行われるように自治体での取り組みが始まってきている。また産後うつ病の予防や虐待予防の観点から，産婦健診事業が制度化されるなど体制が整えられてきた。親と子が出会う早い段階から，親と子のこころの健康を守り育てる環境を整え，支援の手を差し伸べていくことは，子どもの育ちと家族のメンタルヘルスを保証していくことにつながるだろう。どういった支援をどういった形でどう親子に届けることが有効なのか，そのエビデンスの積み重ねとともに，機関同士の有機的な連携や，支援者側のスキルアップが急務となっている。

第2章

現代における妊娠・出産をめぐる課題

出産前後の母親のメンタルヘルスには，産科的な要因や子ども側の要因が関連することがこれまでも指摘されてきた。妊娠・出産後の母親の抑うつに，産科的要因が影響していること（Downey & Coyne, 1990; Field, 1984），虐待に低出生体重児やリスクを抱えて生まれてきた子どもたちが高率に認められることが報告されてきており（Fomufod, 1976; 松井ほか，1989; Tanimura et al, 1995），親と子が出会い，関係をはぐくむまでのプロセスが，その後の母親の精神状態や子どもと関係を築いていくことに影響することが数多くの研究者や臨床家により指摘されてきた。

一方で，社会状況の変化の中，現代の医療技術の進歩は，親と子の出会いに少なからず影響を与えるようになってきた。高度成長期より前は，結婚することに社会的な圧力が少なからずあり，家同士の関係の中で婚姻が行われていた時代だった。世代が変わり，現在では個が優先され，結婚するかしないかは，個人の意思に委ねられるようになってきた。大学の進学率が50％を超えるようになり，女性も社会の中で当たり前のように活躍をするようになってきた社会的変化の中で，男女ともに一定のキャリアを積んでから結婚という選択となることも少なくない。そうした社会状況の変化の中で，晩婚化が進んできており，平成21年度の政府の統計では初婚年齢は男性30歳を超え，女性も28.6歳と，親世代の昭和60年時の25.5歳に比べても遅くなってきている。一方で，初婚年齢の高齢化は，初めて子どもを出産する年齢の高齢化もともなうことになる。平成 21 年の平均初産年齢は女性 29.7 歳であり，40 歳以上の出産も増えてきている。現在では，高齢で出産しても，仕事に子育てに輝いている人が話題となることが多く，出産に対して，若いときはあまり意識せず，一定の年齢を過ぎて，初めて考えることも増えてきているだろう。一方で，高齢での妊娠となることは，母体の合併症や流産，疾患などのリスクが増えるとされており，初産年齢の高齢化は，子どもを自然に妊娠しにくくなる状況も産み出している。また医療技術の進歩は著しく，かつては考えなくてもよかったさまざまなリスクを考えざるをえないような状況を生み出してきている。そのため，妊娠をすること・出産をすること・育児をすることのプロセスの中で，これまで以上にさまざまな葛藤に直面せざるをえない状況が起こってきている。妊娠中または出産時に何らかのリスクを抱えて親と子が出会った場合，母親はどんな心理的プロセスをたどり，どう子どもとの関係をはぐくんでいくのだろうか。ここでは，妊娠〜出産の過程の中で生じてくる心理的課題について，筆者が出会った親と子を紹介しながら整理していきたい。

１．妊娠から出産までの心理的課題——親となること

１）子どもを妊娠すること——不妊

結婚して，通常の夫婦生活をおくれば，２年以内に 90％の人が妊娠をするといわれている。一方，不妊で苦しむ夫婦は，1990 年代後半では，10 組に１組といわれていたが（石原，1998），2010 年代には，６組に１組と指摘されるなど，子どもが欲しくてもなかなか授からないカップルが増えてきている。現在，生殖補助医療技術で出生する児童は年間２万千人以上といわれており，出生数の約 2.5％を占めるようになってきている。不妊の原因は，排

卵障害や卵管の問題など女性の要因と造精機能障害や性機能障害など男性の要因が関連しているといわれている。つまり，女性・男性とともに同程度，難しさを有する可能性があるにもかかわらず，今でも赤ちゃんができないということは，女性の方にプレッシャーや自責感を呼び起すものとなるようである。かつて子どもを身ごもらない女性は，「石女（うまずめ）」と呼ばれ，子どもを身ごもらないということは，嫁として一人前としてみなされない風習があった。現在では，子どもをもたないという選択肢も認められてきており，以前のような，子どもをもたない女性の地位が脅かされるということはない。しかし，不妊を経験した多くの母親の話を聞いていると，現代においても，女性にとって子どもができないということは，他の多くの女性が当たり前のようにできていることが「できない」ということを意味し，これまで培ってきた一人の女性としてのアイデンティティが脅かされるような体験であることには変わりがないようである。

事例１

Ａさんは，旧家に嫁ぎ，子どもがいないことで一人前に扱ってもらえず，跡取りへの暗黙のプレッシャーをずっと受けていたという。７年間の不妊治療後，「やっとできた」子どもを妊娠した直後から切迫流産で安静入院となった。「不安と喜びと半々」で，「頑張らないといけない」という思いのほうが強く，おなかの中の子との交流を楽しむ余裕すらなかったという。子どもは，出生体重 1,500 g 未満の極低出生体重児として生まれ，NICU に入院となった。保育器の中の子どもを見つめて，涙を流し，「こういう状態になったのも，人工的に作った子どもだからなのか」と，罪障感を訴えた。面接の中で子どもと出会うまでの思いを振り返り，「ずっと不妊治療を続けていて，体力的にもしんどかったが，それ以上に精神的にもう精一杯だった。医師からじゃあ，今度はこの治療をしてみましょうと言われると，『もういいです』とは言えなくて，なかなかやめられなかった」と不妊治療の苦しさを語り，「妊娠するまでがすごく大変で，妊娠すればうまくいくと思っていた」と涙を流した。

事例２

Ｂさんは，結婚後すぐ流産を経験し，その１年後に長女を出産した。次子が欲しいと思っていたがなかなか授からず，不妊治療を開始し，排卵誘発剤にて妊娠となった。待ち望んでいたはずの妊娠ではあったが，出産が近づくにつれて，不安定さを示し筆者のもとを訪れた。不妊治療にいたるまでの思いを整理していく中で，Ｂさんは「本当は子どもが欲しかったのではないのかもしれない。子どもが２人はいないと女として不完全であり，認めてもらえないと思い，必死だった」と振り返った。「子どもがずっとできないことを，自分が子どもを育てる能力がないから神様から授からないんだというように自分を納得させていた。だから，自分に本当に育てられるのか不安に思う」と訴えた。

Ａさんも Ｂさんも子どもが欲しいという気持ちはごく自然な思いだったのだろう。しかし，不妊治療をして子どもを妊娠したという事実は，母親としての自分を受けとめていくプロセスに多かれ少なかれ影響を与えていた。

不妊治療で子どもを妊娠したとしても，自然妊娠をしたとしても，精子と卵子が受精し，着床し，そして生まれてくるという生命の神秘や不思議さに何ら違いはない。しかし人工授精（AIH）の成功率は５％～10％といわれており，体外受精（IVF）も年齢があがることで，妊娠率が低下していく（日本産婦人科学会『2016年生殖補助医療データブック』）。つまり不妊治療をすればすぐに赤ちゃんを授かるわけではなく，長い治療のプロセスが存在する。

一方で，生殖補助医療を受けた場合，今度こそはという思いがわいてくるのはごく自然な感情である。ある女性は，月経がくるたびに，それは「流産」を意味していたと語り，毎月流産を繰り返すような喪失体験となったことを振り返った。不妊治療の通院・治療にともなう身体的・経済的負担は計り知れず，不妊治療を経験した女性の面接の中では，そのときの悲しみと苦しみ，葛藤を語られることが多い。また，医師から性行為のタイミングを指示され，「妊娠が目的だけの夫婦関係」であり，「子どもが生まれたあとの生活は考えられなかった」と語られる方もいた。何年も不妊治療を行い，やっと授かった子どもとの間で，「不妊治療までして作った子なのに，かわいいと思えない自分が許せない」と話し，自然に生じる子どもに対するネガティブな感情を持つことすら自分には許されないと感じ，あるべき母親像に縛られ，余計に子どもとの関係が悪循環に陥っていった親子も存在した。不妊治療で子どもを授かったほとんどのご夫婦が，やっと授かった貴重な“いのち”を大事に，そしていとおしんで育てている。また，不妊外来を訪れる場合，「子どもが欲しい」と思って，扉を叩くことは間違いない事実である。しかし，その背景には，いろいろな思いを抱き，揺れる思いがあるのもまた事実なのだと思う。“子どもを慈しみ育てたい”という思いと同時に，妊娠・出産は“女性としての証”であり，子どもを産むこと，母親になることへの周囲からの圧力がなくなったわけではない。技術が進歩するにつれて，医療者は，「子どもが欲しい」夫婦に，「できる限り」の治療をし，ご両親も懸命に努力をしていくのだろう。しかし，「できない」自分を突きつけられるその傷つきや，苦しみがあるのも事実であり，生殖医療技術が進歩したことは，かえって「産む」ことへの思いを強くさせてしまっているのかもしれない。

また，生殖補助医療で妊娠したからといってすべての赤ちゃんが元気で健康に生まれてくるとは限らない。一定の割合で，流産・死産，そして障害や疾患をもって生まれてくる子ども達も存在している。一方で，現在では，卵子・受精卵のランク付けが行われるようになり，好むと好まざるにかかわらず，まるでよい卵子や，よい受精卵を選んだかのように錯覚をしてしまいやすい状況が生み出されてきている（平山，2016）。そうしたランク付けが行われていなかった時でさえ「よい卵子と精子を選んでくれたんだからいい子が生まれてくるに違いないと思っていた……」と語り，疾患を持って生まれてきた子どもを受けとめるまでに一定の時間を要したご夫婦も存在していた。多くの夫婦は，自然に赤ちゃんが欲しいと願い，生まれてきた赤ちゃんとの関係を築いていく。自然に妊娠をしたとしても，生殖医療技術で授かったとしても，通常の妊娠・出産・子育てと変わらないプロセスをたどり，思ったような赤ちゃんは生まれてこず，思ったような子育てや赤ちゃんのいる生活にはならない。しかし，何か思いがけない事態に遭遇した時に，妊娠をめぐる葛藤や生殖補助医療技術を選択したというが親子関係に影を落とす可能性も否定できないのである。

２）妊娠への適応——悪阻

多くの人が妊娠に気が付くのは，予定していた月経が来ないことを意識した時である。多くは妊娠５週から８週で病院を受診するが，胎児が心音を５～６週，臓器が分化していくのは８週ごろであり，その週をすぎてようやく妊娠が確定する。初期のころは，女性が自分の体の変化に気がついて妊娠を受けとめ，また身体も自分ではない存在を胎内に宿す状況に適応を要求される時期となる。中には，予期せぬ妊娠や希望しない妊娠に，戸惑いを感じたり，妊娠そのものを本人も否定したりして，出産直前に周囲が気がつくこともある。

身体でもっとものの大きな変化は，悪阻（つわり）の出現である。多くは妊娠５〜６週頃に始まり，妊娠 12 〜 16 週頃まで続く。本来は，妊娠にともなう母体の生理的変化ではあるものの，悪阻を通して，女性が妊娠にともなう身体の変化を心理的に受けとめ，また周囲が，妊婦の保護と出産に向けての協力体制を整えていく一過程となっていく。その重症度は人によってさまざまであるが，その要因として，女性自身の心理学的要因を指摘する報告もみられる。重症悪阻を呈した女性が苦しむのは，自分の体なのに，自分ではどうすることもできないという恐れと，いつ終わるとも分からない長いトンネルの中にいるような感覚である。妊娠を受けとめきれていなかったり，心理的にも未熟だったりする場合，この悪阻を受けとめ，乗り越えていくさいに，その弱さが症状をより強め，遷延化させていくこともある。多くは数週間で軽快し，身体も心理的にも妊娠という状況に適応していくが，まれにその苦しさは，女性と胎内の赤ちゃんとの関係を脅かすほどのものとなるようである。重症悪阻で入院し，精神的な不安定さを示した方の多くは，自分とは違う存在である赤ちゃんがおなかにいることで，ここまでの苦しみをともなわなければならないことに戸惑い，いつ終わるとも分からないトンネルの中で，ひたすら耐え続けているという印象をもつ。そんな中，ともすれば，おなかの中の赤ちゃんに対して拒否的な思いがわき，妊娠の継続にすら不安を訴えるケースも存在する。重症悪阻の方に何人もお会いしていると，精神的な幼さを感じさせられ，一時的に不穏な状態を示す場合もあるが，悪阻がおさまり，身体的に落ち着いてくると，急激に落ち着いてくる印象を持っている。

事例３

Ｃさんは今回の妊娠の３年前に重症悪阻を理由に中絶を経験していた。２回目の妊娠でも，在胎４週頃から悪阻がひどく，産科病棟に入院となった。入院当初より，Ｃさんからは「もう赤ちゃんを堕ろしたい」という訴えが強かった。筆者が病室を訪れると，土気色の顔色で，無表情で，数分おきに起こってくる吐き気に苦悶の表情を浮かべ，声をかけてもほとんどやりとりにはならなかった。ポツリポツリと語られる言葉からは，周りに「頑張れ」と言われれば言われるほど，追い詰められていること，いつ終わるともしれない先の見えなさや，おなかの中の異物感を感じていることが伝わってきた。週に１回，定期的に病室を訪れ，Ｃさんの体調が悪く，言葉にならないときは，一言二言のみ声を交わして退室するようなかかわりを続けていった。時間経過とともに悪阻が軽快し，それにしたがい，急激に表情が穏やかになり，「自分でもよく乗り越えられたと思う」と語って，在胎 18 週で退院となった。外来受診に合わせて面接を継続したが，その後不安定になることもなく，正期産で女児を出産となった。赤ちゃんが１歳をすぎるまで面接を継続したが，前回の中絶のときの体験と今回の妊娠・出産を振り返りながら，妊娠初期は「本当はしんどくて，もういいやって思ったし，自分がいなくなってもいいとも思った」と語り，自分であって自分ではない感覚に違和感と戸惑いがものすごくあったことを語っていった。周囲からの評価にやや過敏さがあるものの，周りのサポートをうまく引き出し，子どもと穏やかな関係を築き，３年後，第２子を無事出産。穏やかな家族関係を築いていった。

Ｃさんに限らず，悪阻や，妊娠中毒症，切迫流産などで長期入院を余儀なくされる場合，長いトンネルの中に入り，いつ終わるとも分からない先のみえない不安と，赤ちゃんがおなかにいることで起こってくるつらさに，耐えられなくなってしまいそうになるときもある。おなかの赤ちゃんに対して「もういやだ」「いなくなってしまえばいいのに」というネガティブな感情はごく当たり前に自然に生じてくる感情ではあるものの，そう思うことは，罪障感を強く揺さぶる。また周囲からも赤ちゃんに対してのネガティブな思いは，あってはならない感情として扱われやすい。そう思うことはだめだ，母親として頑張らなければならないという思いが，余計に追い詰め，精神的な不安定さを強めてしまうこともある。赤ちゃんを大事に思うプラスの思いと，ときにはつらくて嫌だと思ってしまうマイナスの思いを，否定することなく受けとめてもらうことができ，また，おなかの赤ちゃんを別の一人の存在として意識し始めることができていけば，身体的な回復にともなって，そのときを乗り越えていくことができるという印象をもっている。

3）妊娠初期――NIPTをめぐって

妊娠が確定すると，妊婦健診で定期的に経過をフォローしてもらいながら，少しずつ子どもが生まれてくる準備をしていくことになる。多くの病院では胎児エコーが行われ，赤ちゃんが少しずつ大きくなり，動いている姿をみることは，おなかの中にまぎれもない“いのち”が宿っていることを意識できる大事な機会となっていく。一方で，胎児に異常が見つかった場合，疾患や障害を持つ可能性のあるおなかの中の赤ちゃんをどう受けとめるかという課題が直面させられる事態が起こってくる。特に，日本で2013年から導入された新型出生前診断（NIPT）は母体血のCell Free DNAを検査することで，染色体異常を把握することができる無侵襲で，高精度な検査として注目され，妊娠10週から22週と，早期に実施できる検査として注目をされている。当初は，十分な遺伝カウンセリングができる施設に限定されて導入をされていたが，比較的簡便に行えること，高齢での出産に対応するために，多くの病院で導入されるようになってきている。この検査は，13 番，18 番，21 番の染色体のトリソミーが明らかになるものだが，2015 年の調査では，陽性の判定がでた 97%が中絶されたことが報告されている（朝日新聞，2015.6.30）。実は，日本には，胎児条項はなく，母体保護法では，第 14 条 第 1 項 第 1 号において，妊娠の継続または分娩が身体的または経済的理由により母体の健康を著しく害するおそれのあるものの場合，人工妊娠中絶を行うことができると定められているのみ（なお暴行等による妊娠については第２号に定められている）である。子どもに疾患があることだけでは中絶することはできないものの，身体的・経済的理由を理由に中絶が行われている現状がある。特に妊娠初期は，まだおなかの中の赤ちゃんの存在を別の人格を持った存在として意識していることは少なく，赤ちゃんが，“ 異常のある ” 可能性があり，その誕生を無条件に周囲から受けとめられないかもしれないということは，その存在をうちに宿している自分自身も受けとめてもらえないかのように感じやすい。また，障害や疾患を持って生まれてくる赤ちゃんを育てていくことは，予期していない出来事であり，実際の生活がどうなっていくのか分からないために，先のみえない ” 怖さ “ を喚起しやすい。木村（2009）は，「母親（妊婦）は自己の一貫性を保とうとするために心に鎧を被うことになる」と指摘しているが，赤ちゃんが自分とは別の，確かにそこに生きている存在であるという実感が持てていない段階では，赤ちゃんの存在の切り捨てに振れるという心理的な防衛機制が働くことも十分ありうるのである。一方で，高齢出産が増えている中で，NIPT が広まることは，多くの親が，妊娠してごく初期に，NIPT を受けるのか受けないのかという選択を迫られ，NIPT の結果が陽性であったらどうするかということを考えざるをえない状況を生み出している。

また，NIPT で分かるのは一部の染色体異常であり，その後赤ちゃんが順調に育っていくことを保証するものではない。しかし，NIPT で問題がなかったということは，元気で健康な赤ちゃんが生まれてくるに違いないという幻想を強めることにもなるだろう。また NIPT で陽性で，中絶を選択した場合，同じ疾患をもって生きている方や，次に生まれてくる子と接するときに，さまざまな思いが刺激されることがあるのではないだろうか。

胎児診断の技術は，本来，何らかの疾患を抱えて生まれてくる子ども達に対して最善の体制で治療が開始でき，予後を改善できるように発達をしてきた“生”のための技術であった。しかし，NIPT だけでなく，着床前診断が筋ジスや習慣性流産の方を対象に限定的に始まるなど，医療技術の進歩のスピードは私たちの社会的意識の変化よりも早く進んできている。できるだけ元気で健康な赤ちゃんを産み育てたいという当たり前で自然な思いと，私たちの力を超えたところで誕生する“いのち”を尊重する思いとの間で，どういう折り合いを私たち自身がつけていくのか，小児外科医である窪田（2014）が指摘しているように，「いつの間にか選別・排除のための技術となっていないか」という問いを私たち自身が立ち止まって考えていかなければならだろう。

4）妊娠中期——生育限界

在胎 16 週以降の安定期と呼ばれる時期に入ってくると，女性の体もこころも妊娠という事態に適応し始め，姿のみえない赤ちゃんの様子に時折，不安を感じながらも，順調に経過していくことでその不安を奥底に潜ませたまま経過していくことが多い。しかし，流産・死産となったり，37 週未満の早産で生まれてきたりする赤ちゃんは 20％にものぼり，また妊娠中に赤ちゃんが何らかの疾患を抱えていることが分かることも少なからず存在する。また医療技術の進歩により，通常の健診で，本人の自覚がないまま，思わぬ異常が発見されるなど，予期せぬ形でおなかの中の子どもと向き合わなければならない事態も起こってくる。

胎児診断の技術の進歩は，何らかのリスクを抱えた赤ちゃんが早期に分かり，出産前後で，早いタイミングで治療を行うことができるなど，“いのち”にもたらした光はとても大きい。その一方で，姿の見えないおなかの中の赤ちゃんが自分の想像していた元気な赤ちゃんではないと知らされ，受けとめなくてはならないとき，家族は今まで生きてきた価値観をも揺さぶられてしまうのだと思う。

どの親も，赤ちゃんが元気に無事に生まれてくることを祈っている。そして，赤ちゃんがおなかの中にいるという一体感を，赤ちゃんが生まれてくるまで楽しもうと感じている。それが，さまざまな要因で，中断されてしまったり，また難しいかもしれないという事実が突きつけられてしまったりした場合，そうした予期せぬ事態に戸惑い，不安を感じ，受けとめるまでに時間がかかることはごく自然なことである。特に妊娠している女性の場合，赤ちゃんが自分のおなかの中にいるという事実が,「わたしが～をしなかったから」「わたしが～だったから」と自責感に直結し,そして，胎内の様子が分からないがゆえに，マイナスイメージが膨らんでいってしまいやすい。妊娠中，胎児診断でおなかの子に異常が指摘された女性が「モンスターのような子が生まれると思っていた」「障害児だったら絶対に育てられない。このまま亡くなってしまえばいいのに」と訴えたり，切迫早産で入院された女性が「自分が頑張らないと赤ちゃんが死んでしまう」「産むまでが目的」「早く出てきてと思う自分を責めてしまう」と話されたりすることもある。

現代の医療では在胎 22 週が生育限界とされ，在胎 22 週未満の赤ちゃんは人口妊娠中絶という手段が認められている（逆に在胎22 週を過ぎると赤ちゃんの人権が優先されるようになる）。胎児診断が 22 週未満で行われ，重篤な疾患を抱えている可能性があるということが判明したとき，その 22 週という壁が予期せず家族につきつけられることがある。その是非は別として，医療者が，“どうしますか？”と家族に問いかけたとき，本来であれば，産むのが，あるいは生まれてくるのが当然であるはずであったものが，突然，そうではないという事実となって目の前に突きつけられる。当たり前のことが当たり前のことではなくなるということは，“産まない”という否定的な選択がありうる“いのち”であることを告げられたことに他ならない。心理学的には，自分のおなかの中にいる胎児の存在は，まるで母親自身の分身のように感じていることが多く，赤ちゃんのことをまるで自分のことのようにとらえやすい。赤ちゃんが無条件で受けとめてもらえないかもしれないということは，母親自身の存在自体も揺るがしてしまうことにもなっていく。

事例４

Ｄさんは，健診で，おなかにいる赤ちゃんの胎児奇形を指摘され,「多くの人が中絶する子」だと言われたという。その言葉にショックを受け，自分自身もが否定されたような気がしてどうしていいか分からなかったと語ってくれた。しかし，今，おなかの中で確かに生きている“いのち”を否定できず,いくつかの病院をまわったあと，在胎 23 週で，筆者の勤める病院を訪れた。カウンセリングを希望しての受診だった。面接の中で,「どうするかを数日後までに決めなくてはならない」と混乱したように語り,〈中絶する子だという言葉が受け入れられなくてここに来られた〉と言葉をかけると，涙をぼろぼろと流された。おなかの中にいる“いのち”を否定したくないという思いと同時に,「どうせ亡くなってしまう子」をいかに受けとめていくか混乱したように語り,「現実としてこの子が亡くなる命であるということを受け入れなくてはならない」と話されながら,「この子が生きておなかの中にいたことを自分で後悔しないようにしたい」と繰り返され語っていった。その一方で,「障害をもつ子」を受け入れられない悪魔のような自分もいるのだと涙し,「障害をもつ」ということに対しての自分の中のアンビバレントな思いが，児に対しての罪障感につながり，Ｄさんを追い詰めていた。妊娠が分かったときのこと，胎児診断を受けるまでのおなかの中の子に対する思いを話しながら，ふとおなかに手をやり「この子は何を望んでいるんだろう」と語り，しばらくの沈黙のあと,「どうしてこんなことに」と号泣した。長い長い沈黙のあと，心理士が〈今はおなかの中では元気にすごしているこの子ときちんと過ごしてあげることが大事なことかも〉と伝えると，強くうなずいた。その夜，赤ちゃんは動かなくなり，翌日病院を受診し，Ｄさんは入院となった。病室を訪れると，Ｄさんは,「面接した夜，おなかを赤ちゃんが強く蹴って，目が覚めた。“自分で決めるからもういいよ”と言ってくれる感じがして，その後動かなくなった。そのときに逝った気がする」と語った。「自分が落ち着くのを待ってくれていたのかもしれない」と語ったＤさんは,「私にしてあげられることは，この世にこの子を産んであげること」と出産に臨み，亡くなった赤ちゃんと家族とともに一夜を病室で過ごした。一時外出をして赤ちゃんの火葬をすませて病室に戻ってきたＤさんは,「できるだけのことをしてあげたと思うし，思いたい」と語り，退院となった。その後，外来に何度か面接に訪れ,「児は本当に幸せだったのか」という問いを，妊娠，出産，別れのプロセスを振り返る中で語っていった。１カ月後「あの子も精一杯生きたんだと少しずつ思えるようになった」とＤさんと赤ちゃんとの思い出を心理士とともに整理し，面接は終了となった。

おなかの中の赤ちゃんの姿は見えず，何を自分たちに伝えようとしているのかははっきりとは分からない。でも，赤ちゃんは確かに私たちに何かを伝えようとしていて，お母さんは確かにそのメッセージを受けとめる力をもっている。赤ちゃんとお母さんの心理的つながりができたとき，そこには，まぎれもなく，姿が見えなくても確かに存在する“我が子”がいる。どういう状態であっても，どういう選択をされたとしても，おなかにいる“我が子”とのつながりを支えることができたとしたら，そのことが，家族の力を引き出すことにつながるのではないかと信じている。

5）赤ちゃんとのお別れ――流産・死産

おなかの中に宿った“いのち”のすべてと，実際に出会えるわけではなく，残念なことにおなかの中で“いのち”を閉じてしまう赤ちゃんも存在している。特に妊娠初期である 13 週までの流産の率は 13%といわれており，妊娠が確定するのは，赤ちゃんの心音が確認できてからとなる。

おなかの中で亡くなった赤ちゃんはこれまでタブーにされることが多く，きちんとしたグリーフケア（grief care）も行われてこなかった。しかし，おなかの中にいる赤ちゃんの死であっても，家族，特におなかの中に宿していた母親にとっては，かけがいのない，そこにある“いのち”の灯がついえたということであり，生きて生まれた子とその存在は大きくは変わらない。流産であっても，死産であっても，赤ちゃんに“お別れ”がきちんとできるかどうかが，その後の喪の過程に影響を与える。

子ども限らず，愛する人の死に際してのモーニング（mournig）とは対象喪失（object loss）にともなって生じる正常な心理過程

表 2-1　Bowlby, J. によるモーニングの４段階
（子どもに限らず，愛する人の死に際して）

第１期	感情麻痺の時期……ショックのあまりに，否認がおきる
第２期	思慕と探索の時期……必死に対象を取り戻そうとする
第３期	混乱と絶望の時期……怒りと恨みが湧き起こる
第４期	再起の時期……諦めの中で現実を受け入れ立ち直る

であり，対象がいなくなった（永久的に帰ってこない）という現実に対する現実検討が進み，新しい対象との関係をつくっていくものとされている。モーニングの段階について，もっとも一般的にいわれているのは Bowlby（1961b）による段階区分である（表 2-1）。

第１期は，「情緒的危機の段階」であり，亡くなった時点から，数時間から１週間ほど続く無感覚の段階で，ショックのあまり否認がおきたり，強烈な苦悩や怒りをともなったりすることもあるとされる。第２期は失った対象を思慕し，すぐに戻ってくるに違いないという再会への期待が続き，失った対象を捜し求める「思慕と探索の段階」で，数カ月から数年続くこともあるといわれている。その後，永久に戻ってこないという現実を受け入れ，一時的に激しい絶望と失意が起こる「混乱と絶望の段階」が訪れる。この時期に，対象喪失が実感として体験され，悲嘆のような主観的な情緒体験を引き起こす。そうした過程を経て，ようやく諦めの中で現実を受け入れ，「離脱・再起の段階」へ辿り着くといわれている。

これらの各段階は，必ずしも明確に区別できるものではなく，むしろ各段階が相互に重なり合い，絡み合い，その過程が終るまでに何度も現れたりすることもある。また，各段階はしばしば変動し，より以前の段階に立ち戻ったり，その過程が滞ってしまったりすることもある。この過程の中で，悲嘆の表出が抑圧される

と，抑うつの長期化や，悲嘆の遷延，家族関係の葛藤を引き起こし，長期にわたって家族に影を落とすことが指摘されている。子どもを亡くす場合，両親は現実の子どもを失うとともに，夢に描いていた子どものいる生活そのものも失うという二重の喪失を体験することになる。Ross（1969）は最も良く死の受容に到達するのは，傍で，黙って座っていてくれる人の前で，自分の怒りを表現し，準備的悲嘆の中で泣き，恐怖と空想を表現するように励まされてきた患者であると指摘している。語る言葉をなくし，その場に立ち尽くすしかなくても，その悲哀，苦悩を理解した上でその場に居続けることが，そのプロセスを助けることになる。

事例５

Ｅさんは結婚２年目に待望の赤ちゃんを妊娠し，初期の経過は順調に進んでいた。しかし，在胎 31 週を過ぎた所で，妊娠中毒症となり産科に管理入院となった。その次の日，胎児の心拍が停止し，その日のうちに帝王切開で死産となり，Ｅさんもすぐに ICU 管理となった。産科病棟に転棟になってきた翌日，Ｅさんの病室に訪室した。一緒にいたご主人は「いろいろ二人で話し合い，大丈夫だと思う」と話された。Ｅさんの表情は冴えないものの，しっかりとしているかのようだった。しかし，病棟でのＥさんは，ご主人の前でも泣かず，気丈に振る舞われており，看護スタッフからも心配されていた。３日後にもう一度病室を訪れると，少しうつむき加減で「大分落ち着きました」と言われた。〈表情まだ冴えないみたいだけど……眠れていたりする？〉と尋ねると，少し考えてからゆっくりと話し始めていった。「夜うなされて起きることが多く，昼も，忘れられたらと思う一方で，つらくなり涙が出てくる」と押し殺したようなトーンで話されるＥさんの姿から，深い悲しみが伝わり，ただじっと傍にたたずむことしかできなかった。しばらくの沈黙の後，Ｅさんは号泣され，「突然のことでどう考えていいか分からず，自分のせいなのではないかと考えてしまう。実際，産んだわけではなく，実感もない」と訴えた。「ふと気が付いてお腹を触るといない。忘れてしまえれば楽なのに」と何度も何度も話された。〈7カ月間お腹の中で大切に育んできた子だった。とってもつらいのは当たり前〉と返すと，涙を流しながらうなずいた。「何か罪を犯して追い回される」夢を見続けるというＥさんに，寄り添いながら，その後２回ほど面接を行った。赤ちゃんがおなかにいると分かったときのこと，それからどんな思いの中でこの数カ月を過ごしてきたかについて，何度も語られていく中で，少しずつ落ち着いていかれ，「話すことで少しふんぎりが付いてきた部分があるような気がする」と語っていった。退院時，ご主人とＥさんのご両親にもお会いすることができた。頭を下げられるご家族に，いくつか言葉をかわし，必要なときにはいつでも連絡を取ってほしいことを伝え，退院となった。

一般に，出産前に流産，あるいは死産となった場合，そのことを周りはそのことをなかったことのようにしてしまいがちである。母親のことを気遣いつつ，「次の子を……」「早く忘れて……」と言われることも多い。しかし，実際は，胎内に生命の存在を実感し，胎動を実際に感じていた母親にとっては，姿はみえなくても，かけがいのない存在であったことは事実であり，亡くなったという事態は母親に大きな影響を与える。一方で，まだこの世に生まれていない赤ちゃんの姿は誰とも共有することができず，その悲しみを表明する場も限られてしまう。そのために，赤ちゃんを亡くした悲しみは心の奥底に抑圧され，悲嘆のプロセスは滞り，遷延してしまうことも少なくない。

実際，臨床現場で相談活動を行っていると，まだ見ぬ前に亡くなった子どもの存在がいかにその後の母親に影響を与えるか実感することが多い。何年たった後でも，面接の中で号泣し，そのことを振り返られる人が多いのも事実である。ある母親は，うつ状態に陥ったとき，10 年前の死産の悲哀を初めて表明した。知らない間にいなくなり，知らない間に埋葬され，その死を悲しむことができなかった。名前がつけられることもなく逝ってしまった我が子のことは家の中ではタブーのようになり，何年たっても同じぐらいの年の子をみると，今，生きていればあのぐらい大きくなっていたのだろうかと思うと話された。今でもそのときのことを思うと涙が出ると語り，亡くしたその子のモーニングワークを必要とした。一方で，出産後２日目で亡くなった別のお子さんについては，出産前から医療スタッフと生まれてすぐ亡くなってしまうかもしれない赤ちゃんとどう出会うのかを納得できるまで話し合ったうえで出産にのぞみ，きちんとお別れを言うことができたこと，自分が納得する形で送り出せ，お葬式にも出席できたことから，その子の姿はいつまでたっても赤ちゃんの姿で，同じぐらいの年の子どもをみても何とも思わず，その子のことを思い出すとこころの中が暖かくなり，今は自分の中で整理がついている気がすると語られた。

死というものの現実を受け入れる際，亡くなった赤ちゃんに会わないと死は現実的なものとなりにくい。また姿を見ないことが，赤ちゃんの姿をマイナスのイメージに歪ませてしまいやすい。周囲は，赤ちゃんに愛着を持つと余計に苦しめると考え，良かれと思い，「なかったこと」として忘れさせようとしてしまう。しかし，そのことは悲嘆のプロセスを滞らせ，後になって，母親の精神的不調につながることも少なくない。きちんと見守られた中で，可能であれば赤ちゃんと「こんにちは」と出会い，「さようなら」ときちんとお別れができることは，その後家族が，赤ちゃんの死を受けとめ，家族として歩んでいくための大きな支援になると感じている。どんなに週数が早く，また奇形を抱えていたとしても，きちんと見守られた中，出会うことができれば，多くの母親は「かわいい」と亡くなった赤ちゃんと出会い,「主人に～が似ているんです」と話し，赤ちゃんに触り，語りかけ，ときを過ごされる。その時間と場を自分たちの両親を含め，家族全員で共有できる場を保障することができたとしたら，家族は自分たちの物語を紡（つむ）いでいく。そのことは，亡くなった赤ちゃんのことについて語り，自分の感情について素直に，また正直に十分表現できることにつながっていくのではないかと感じている。現在では，グリーフケアの考えが浸透し，死産であってもスタッフが家族のケアをしっかりとしたうえで，赤ちゃんと会い，一緒にすごし，別れられるように配慮がされるようになってきた。また，家族の希望ができるだけ尊重されるようになってきている。そうしたグリーフケアの試みは家族の出会いと別れを支えるものとなっている。

また，死産や早産を体験している場合，次子の妊娠過程は，そのときの不安や恐怖，葛藤を再体験させてしまうものとなってしまうことも多い。しかし，そうした思いをあらためて整理し，当たり前の感情であることを伝えながら支えていくと，前回の体験の週数を超えてきたり，おなかの中の子のいのちを胎動などで感じたりすることで，前回の妊娠と今回は異なること，おなかの子が別の存在であることを実感として受けとめ，おなかの中の子と関係をつくっていく印象を持っている。

2．リスクを抱えて生まれてきた赤ちゃんと家族

1）小さく生まれてきた赤ちゃん

昔から妊娠は十月十日（とつきとおか）といわれてきたように，おおよそ10カ月が妊娠期間であると考えられてきた。実際には妊娠期間（最後に

表 2-2　出生体重別・在胎週別分類

低出生体重児	2,500 g 未満
極低出生体重児	1,500 g 未満
超低出生体重児	1,000 g 未満
早産児	37 週未満
超早産児	28 週未満

生理があった日から分娩に至った日まで）はだいたい 280 ± 15 日とされ，現在は，最終月経開始日を妊娠 0 週 0 日として，280 日目，つまり妊娠 40 週 0 日が分娩予定日とされている。在胎 37 週以上 42 週未満の分娩は正期産（満期産）と呼ばれ，赤ちゃんが生まれてくる準備がしっかりとできており，いつ生まれてきてもおかしくないという時期になる。それに対して，在胎 37 週未満で生まれてくる，つまり予定日より 1 カ月ほど前に生まれてくる場合は，「早産」と呼ばれる。また，出生体重 2,500 g 未満で生まれた赤ちゃんを「低出生体重児（low birth weight infant）」と呼ぶ。これは国際的な申し合わせで 1995 年より ICD-10 にしたがい新生児用語が変更され，それによる新しい呼び名を用いた分類となる。これまで「未熟児」という用語がよく使われていたが，この用語の定義ははっきりとした決まりはなく，胎外生活に適応するには十分に成熟していない未熟徴候を有する児を意味する臨床的表現で用いられていた。いわゆる「早産」や「低出生体重」など複数の状態を含んでいたこと，また「未熟」という言葉が伝えるニュアンスへの反省から，現在では，「未熟児」という言葉は使われなくなってきた。さらに表のように出生体重別・在胎週数別で分類されている（表 2-2）。

体重もしっかりとあり，元気に生まれてきた赤ちゃんは，そのままお母さんの近くで過ごし，5 日～ 10 日でお母さんと一緒に産科を退院していく。一方で，「早産」や「低出生体重児」で生ま

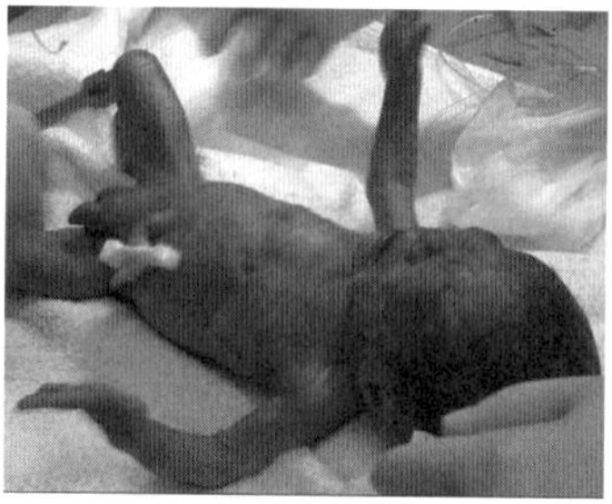

図 2-1　小さく生まれてきた赤ちゃん

れ，何らかの医療的ケアが必要な赤ちゃんは，NICU をはじめとした周産期母子医療センターに入院となる。初産年齢の高齢化，不妊治療による多胎妊娠の増加など，いくつかの要因が重なりあい，出生率が減少している中，低出生体重児の出生率は年々増え続けていた。厚生省の 2008 年の人口動態統計では，出生数の 9.6％にのぼり，ここ 10 年は 9.6％～ 9.7％で推移している（表 2-3, 図 2-2)。現在の医療技術の進歩により，新生児死亡率は大幅に改善され，1995 年までは出生体重 600 g 未満で出生した児の半数以上が新生児期に死亡していたが，2005 年には 700g 以上であれば 90％以上の児が救命されており，400 g 台でも半数以上が救命されるようになった（中村，2010)。そして 2008 年には，500 g 未満で生まれた赤ちゃんでも 7 割が救命されるようになってきた（財団法人母子衛生研究会，2010)。

これまで，新生児医療の現場では，赤ちゃんの救命を第一に医療が行われ，そして，「後遺症なき生存」を目指して，懸命な努力が行われてきた。しかし，最新の医療技術を駆使し，救命した子どもが家庭に帰ったとき，養育困難に陥るケースもあることが報告されたこと（Hunter et al, 1978; 小泉，2000；永田，2002)，粗大な後障害がなくても，成長して学習や行動上の問題がみられることが指摘され（Astbury et al, 1987; Nickel et al, 1992; 永田・斉藤，1999; Vohr et al, 1985)，現在では，親子の絆を周産期の医療機関でどう育んでいくのか，また，子どもの発達への配慮をどう行っていくのかに注目が向けられるようになってきた。

表 2-3　年次推移による出生率（人口千人対）と低出生体重児の占める割合（厚生労働省　人口動態統計より）

	出生率	2,500 g 未満	1,500 g 未満	1,000 g 未満	新生児死亡率
1951 年	28.1	7.3%	0.20%	0.01%	27.4
1970 年	18.8	5.7%	0.38%	0.07%	8.7
1990 年	10.0	6.3%	0.63%	0.19%	2.6
2010 年	7.5	9.6%	0.75%	0.30%	1.1

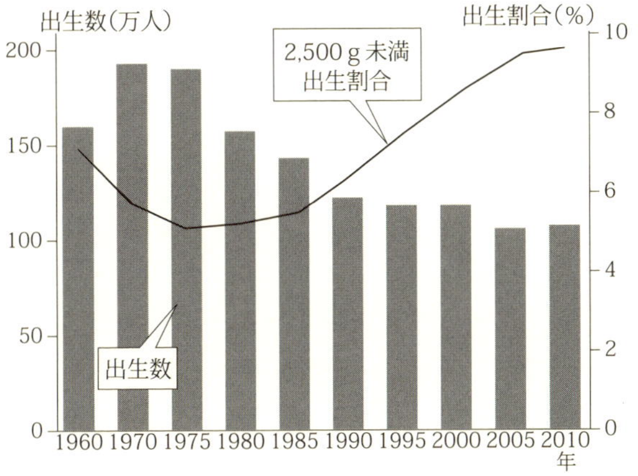

図 2-2　出生数および出生時体重 2,500 g 未満の出生割合の推移（厚生労働省　人口動態統計より）

2）NICU とは

日本における新生児集中治療は 1960 年代に始まり，1970 年代以降，新生児死亡率は世界で最高水準を維持し，急速に発展を遂げてきた。NICU（Neonatal Intensive Care Unit）は狭義では，呼吸器管理が必要となる重症児のケアを行う新生児集中管理室を指す。その他，後方病床（Growing Care Unit; GCU）と，観察病床（コットスペース），正常新生児病床が存在する。1996年からは，妊産婦と新生児の医療を集中的に行う総合周産期母子医療センターと地域周産期母子医療センター（以下，周産母子センターとする）が各都道府県に整備されてきた。母体胎児集中管理治療室（Mother-fetal Intensive Care Unit; MFICU）を備え常時の母体および新生児搬送の受け入れ体制を有した形での総合周産期母子医療センターが2015年で全国に105カ所，また産科および小児科を備え周産期にかかわる比較的多様な医療行為が可能な地域周産期母子医療センターが340カ所以上整備されてきている。これまでNICUは，新生児集中治療室として，NICU，GCU，コットスペースを含む医療空間を指す言葉としてもつかわれてきたが，現在では周産期母子医療センターとして，産科病棟を含めた形に整備が進んできている。

周産母子センターには2,500 g未満で出生した低出生体重児のほか，一過性多呼吸などの呼吸障害，仮死で生まれてきた赤ちゃん，何らかの疾患をもって生まれてきた赤ちゃんが入院してくる。かつては新生児搬送と呼ばれる生まれた病院から出生後に赤ちゃんだけがお母さんと離れて搬送されることが多かったが，現在では，生まれてきたあとNICUなど周産母子センターに入院となるリスクがあることが分かった場合，出産前に周産母子センターに紹介され，受診となったり，母体搬送（おなかに赤ちゃんがいる状態でお母さんが別の病院に搬送となること）となったりする。そうした医療的なケアの変化により，リスクのある赤ちゃんにできるだけ早い段階で医療的な処置を行うことでき，また入院までの移動による赤ちゃんへの負担を減らすことで，よりよい状態で治療に入ることができるようになってきた。一方で，思ってもいない形で急に出産となったり，出産後に赤ちゃんの状態が変わったりすることで，緊急に入院となってくる場合も少なくない。

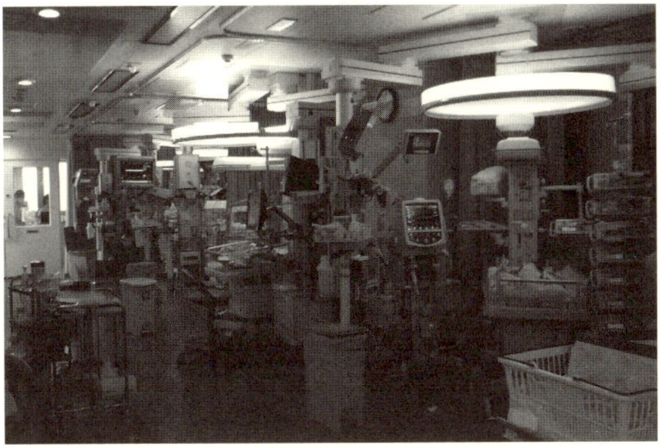

図 2-3　NICU の風景

日本の周産期医療は世界的にもトップレベルの高い医療水準を誇っている一方で，NICU は常に満床の状態が続いており，長期入院となる子どもたちへの支援や，後方病棟の整備などいくつかの課題を有している。また 2008 年には東京都で脳内出血を起こした妊婦が８カ所の病院に受け入れを断られ，出産後死亡した事件が発生し，大きなニュースとして取り上げられた。その後，周産期医療体制をどう整備しいていくのかということが大きな課題として議論されるようになり，2010 年には周産期医療体制整備指針が改正された。その中で，はじめて，周産母子センターに配置すべきスタッフとして臨床心理士等の配置が明記されることになった。

3）周産母子センターという場での親子の出会い

1990 年代までは，NICU は鉄の扉を何枚か開き，ガウンやマスクを着用し，スリッパにはきかえ，消毒液で入念に手を洗い，ようやく入ることができる特別な空間であった。そして入室したそ

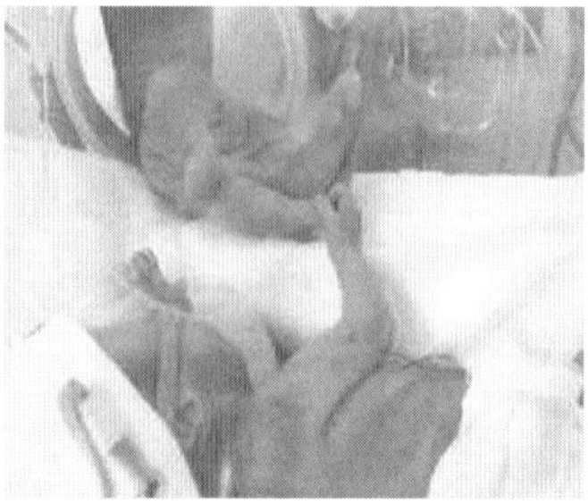
図 2-4　NICU での親と子の出会い

の先は，モニター音が鳴り響き，光に囲まれ，最新の器具が立ち並ぶ空間の中に，たくさんの管を装着して保育器に入っている痛々しい姿の赤ちゃんが横たわっていた。現在では，デベロップメンタルケア（p.116）の考え方の普及により，NICU の入室はより簡便になり，親は私服のまま，手の消毒のみ入念に行う形でより自然な形で赤ちゃんに会いに行けるようになった。また，NICU の中も以前に比べて静かで薄暗い空間へと変わってきたりしている。しかし，それでも，赤ちゃんの集中治療室という場であるがゆえに，たくさんの保育器が並び，医療器具に囲まれた非日常の空間の中であることは変わりがない。赤ちゃんは生まれてすぐにその身体的管理のために，親と離れることを余儀なくされ，医療的処置を受け，NICU の中，さらに保育器の中で，たくさんの管やモニターにつながれて横たわっている。また早い段階で，赤ちゃんに今後起こりうるリスクの説明が両親に行われ，その事実に圧倒されてしまうことも少なくない。赤ちゃんの状態が安定をするまでは接触の機会も限られ，抱っこができるようになるまで，一定の期間が必要になる。多くの場合，赤ちゃんについているモニターをの数値を気にしながら，保育器の窓からそっと手を入れ，小さな赤ちゃんの手を触ることから，その関係が始まっていく（図 2-4）。

4）入院となった赤ちゃんのお母さんの心理過程

NICU に入院となって来るのは，多くの場合，低出生性体重（low birth weight; LBW）児といわれる予定日より早く生まれてきた子

表 2-4　在胎週数別平均出生体重

21 ～ 24 週	500 ～ 820 g
25 ～ 28 週	900 ～ 1,300 g
29 ～ 32 週	1,400 ～ 2,100 g
33 ～ 36 週	2,200 ～ 2,900 g
37 ～ 38 週	3,000 ～ 3,400 g

ども達である。中でも出生体重が 1,500 g 未満で出生した子どもは極低出生体重（very low birth weight; VLBW）児と呼ばれ，多くが在胎 25 ～ 33 週ぐらいで生まれてくる（表 2-4）。通常であれば 40 週で生まれて来ることを考えれば，２～３カ月も早い出産となるのである。Gloger-Tipplt（1983）は妊娠過程を①混乱期，②適応期，③焦点期，④予期・準備期の４段階にわけ，予期・準備期は大体 32 週目あたりから認められると指摘しているが，極低出生体重児の場合，「母親になるための大切な時期を逃してしまった」「不完全燃焼のお産」と述べた母親がいるように妊娠期間が途中で中断され，胎動を感じて子どもとの相互交流を楽しむなど十分な準備を整えることなく出産となる。また出産は緊急，あるいは危機的状況を呈し，出産前より医師から子どもの生命の保証はできないなどといった厳しい説明を受けている親も多い。つまり，その出会いは，通常の妊娠，出産ができなかったという喪失感や，子どもに対しての罪障感を抱えて始まることになる（橋本，1996）。つまり，思い描いていた赤ちゃんや赤ちゃんのいる生活のグリーフワークと，目の前にいる赤ちゃんとの関係を築いていくプロセスが並行して起こってくることになる。そのため，通常の出産に比べて，親と子の関係を築いていくプロセスはゆっくりな経過をたどることが少なくない。

私たちが思いがけない事態に遭遇した時，最初はその事態を否認し，もし○○だったら違うのではないかと考えをめぐらせる。

それでも現実が避けられないと分かった時，「どうして私だけが」と“怒り”わき起こる。そして，「なぜこんなことが起こらなければならなかったのか」と答えのない問いを何度も問い直し，それでもどうにもならないということを引き受けざるをえないということになった時，一時的に“抑うつ”状態に陥る。そして，そのあと，ようやく現実を引き受けていくという一連の心理的プロセスをたどることが知られている。赤ちゃんがなんらかの疾患を抱えている，あるいはNICUに入院にならざるをえないというような事態に遭遇した時も，同様なプロセスをたどるのだと思う。その中で，どうしようもない怒りが医療者に向くこともあるだろう。また一時的に面会から足が遠のき，抑うつ的な姿を見せることもあるだろう。こうした心理的反応も，赤ちゃんがNICUに入院となった，あるいは何らかの疾患をかかえているかもしれないという事実を受けとめていくためのプロセスの一つでもある。その一方，医療者への怒りは，治療拒否や訴訟という形につながったり，心理的反応としての抑うつではなく，産後うつ病の発症の可能性も否定できないかもしれない。さまざまな思いに揺れ動く家族を一貫して支えながら，多職種・他機関と連携して，今，必要な支援につなげていくことが必要だろう。ここでは筆者が出会い，カウンセリングの中で語られた母親の言葉から分析を行った極低出生体重児の母親の心理過程を提示し（表2-5：永田ほか，1997），出産後，多くの小さく生まれた赤ちゃんの母親がどのような心理的プロセスを経て，子どもとの関係を築いていくのかについて記述していく。

（a）出産後～赤ちゃんが急性期を過ぎるまで

現在では，小さく生まれた赤ちゃんでも，状態が許す限り分娩台で母と対面し，赤ちゃんと親が出会い，そのあとに入院となっていくことも増えてきた。しかし，母親の医療的な処置や，身体

表 2-5　極低出生体重児の母親の心理過程（永田ほか，1997）

１．出産そのものにともなう身体的・精神的回復
・不安・不眠・涙もろさ・軽い抑うつといった感情不安定性が継続
２．罪障感と情緒不安定の持続
・出産にまつわる罪障感の強さと，情緒不安定が持続
・子どもの実感がなく，連続性のある妊娠－出産と受けとめられない時期
３．子どもへの消極的・否定的な感情の表明
・怒り，悲しみなど子どもへの消極的・否定的な感情を表明
４．肯定的な感情と否定的な読み取り
・子どもに肯定的な感情が芽生える一方で，否定的な読み取りを行い揺れ動く時期
５．母子の関係が相互交流的となり，愛着が形成
・肯定的な読み取りが増え，その反応に意味を見いだしていくことで二者の関係が相互交流的になり，愛着が形成される

的回復を待ってからになるため，赤ちゃんに会いに NICU に行くことができるようになるまでに数時間～数日後となってしまうこともある。しばらくの間，自力で歩いて NICU に面会に行くことが難しいことが予想される場合，車椅子やストレッチャーでの面会を配慮するところもある。しかし，帝王切開で出産となったり，他院で出産となったりした場合は，NICU で赤ちゃんと面会できるまでに一定の期間が必要となる。「自分のことで精一杯だった」と語られるお母さんがいるように，出産にともなう身体的・精神的な回復に一定の時間を要し，そばにいることのない赤ちゃんとの関係に向き合う余裕すらないことも少なくない。

NICU に入るには，以前に比べて簡便になったとはいえ，鉄の扉を開け，いくつかの行程を経て入ることのできる異空間であることには変わりはない。また扉を開けたその先には，機械に囲まれた保育器がいくつも並んでいる。その周りや医師や看護師が何人も行き交い，どこに我が子がいるかすらも分からないこともある。NICU の雰囲気に圧倒される中，呼吸器や点滴，モニターなどさ

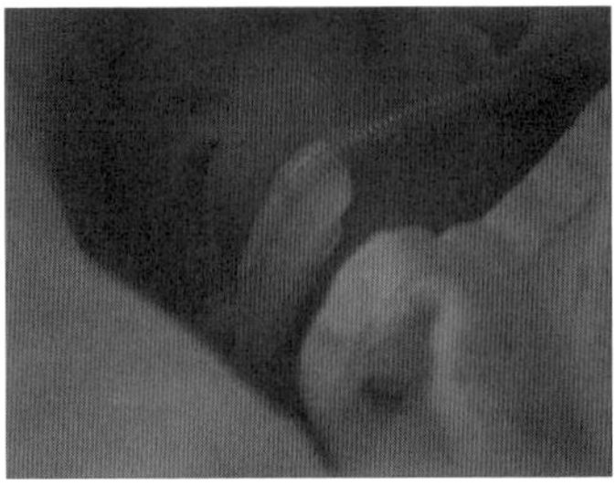

図 2-5　保育器の中の赤ちゃん

まざまな機械がつけられた状態でガラスの保育器の中に横たわっている我が子と対面する。ようやく出会えた自分の子どもは掌にのるくらいに小さく,「骨と皮ばかり」で,「鳥の雛のよう」な姿をしていて，触ったらすぐに壊れてしまいそうなくらい余りにも小さく弱々しい。そうした我が子の姿に「ショックを受け」,最初は遠くから眺めるのみで,触ることすらできない人も少なくない。無事に生まれてきたことに安堵する一方,「子どもを早く産んでしまった」「普通にお産ができなかった」という傷つきとともに，不眠や食欲の低下，涙もろさなど抑うつ傾向を訴えられることも多い。「悲しさと悔しさと」「どうして私だけ」といった出生に対する罪障感，悲しみ，怒り，不全感などがその時期に面接したほとんどの母親から語られている。

日がたつにつれて，NICU の雰囲気に慣れ，少しずつ落ち着きを取り戻されるものの，最初の頃は，スタッフの「お母さんがきてくれたよ」という声かけに，促されるようにして保育器の小さな丸い窓から手をいれ，そっと触ることから関係が始まっていく。実際コードに体が覆われ，触れる場所も限られており,「触ったら壊れてしまいそうな」くらい，その体は小さくか細い。指をそっと握り返してくれることはあっても，目を開けて母の方をみてくれたり，かかわりに反応を返してくれたりすることもほとんどない。「自分の子であるという感じがしない」「現実味がない」など実感のなさを訴えられる方も多い。特に帝王切開で全身麻酔にて出生となった場合は,「おなかにいなくなったというのはあるが，実際に産んだという感じがない」ことを語られる方も存在する。「自分の子だと言われるとそうなんだという感じ」といったように，妊娠と出産が連続したものとしては体験されにくいようである。

（b）子どもが急性期を過ぎてきたころ——ケアができるようになるまで

子どもの状態が急性期を過ぎ，GCU に移床となったり，親自身も場に慣れてくると，子どもの微妙な表情の動きなどを細かく観察するようになり，また少しずつ子どもの体をなでたり，声をかけたりという行動も増えてくる。それに従い子どもに対して「かわいい」という言葉も増えていく。その一方で「自分が来ているときは全然目を開けない」や「自分のことが母親とは分からないのではないか」「看護師さんを母親と感じているのではないか」など，子どもの反応を否定的に受けとめたり，母親としての自分に自信がもてず，アンビバレントな思いを表明されたりすることが増えていく。また子どもに対する罪障感から,「自分が面会に来ると，いつも状態が悪くなる」と，子どもと会うことをつらく感じ，一時的に面会が遠のいたりすることもある。一方で，スタッフに，こうしたアンビバレントな思いを受けとめてもらえたり，子どもの状態が落ち着き，成長してくるにしたがって，子どもと共にいて，子どもとの時間をゆったりと過ごせるようになっていく。

（c）退院に向けて

コットというゆりかごのようなベッドに出るくらいになると，退院の見通しがある程度もてるようになり，子どもの日常的なケア（授乳・沐浴）や抱っこなどの皮膚接触の機会が格段に増えてくる。この頃には落ち着いた親子の交流が始まり,「ちょっとした反応がすごくかわいい」といった子どもに対して肯定的な感情が表明され，安定した相互交流がみられるようになる。ゆったりと子どもとの時間を積み重ねてこられた親は，スタッフ以上に子どもの特徴をとらえ,「この子はこうするといいみたい」と子どもの反応や動きを親なりに読み取り，積極的にかかわるようになっていく。退院時には不安を訴えられる方もみえるものの，多くがしっかりとした親の顔つきになって退院していく。

（d）退院後

退院後数カ月後までにはフォローアップの専門外来を受診するようになり，極低出生体重児だと小学校３年生ぐらいまで定期的な成長発達のフォローアップを受けることになる。乳児期は全体的な発育もゆっくりで，風邪をひきやすかったり，体調が安定しにくかったりすることもあり，戸惑いや不安を訴えられることが多いが，定期的に行われる外来で赤ちゃんの成長発達をフォローアップの担当者とともに確認しながら，そのときそのときの時期を乗り越えていく。極低出生体重児は修正１歳半までは，予定日で換算された修正月齢で発達を追っていくことになるが，３歳までには同年代の子ども達の発達にほぼ追いついてくる。ただし全体的な発達の遅れや，アンバランスさが認められることが少なくなく（万代，2016），特に超低出生体重児で在胎 24 週未満に生まれてきた子ども達は就学前ごろにようやく追いついてくる印象がある。その後も，慎重な経過のフォローが必要な子ども達も少なくなく，就園・就学・進学などの生活環境が大きく変わる節目にはご家族の不安が強まることも多い。しかし，ほとんどの親子が，子どもの成長に支えられて，しっかりと自分たちのペースで歩んでいく。

こうした心理過程は，極低出生体重児の母親だけではなく，周産母子センターに入院となった赤ちゃんの多くの母親にあてはまる印象を持っている。Robson と Moss（1970）は，生後３～４カ月での54名の母親を対象とした面接から，母親愛着の発達の様相を検討し，出産直後は新生児への感情は明確なものではなく，入院期間中から肯定的な感情をもっていたのは59％であったと報告し，生後４～６週して多くの母親は不安定さや身体的な健康を回復し，肯定的な感情を持ち始めると指摘している。同様に，入院した赤ちゃんの母親の多くも，出産後１カ月ほどで，精神的に落ち着き，赤ちゃんとの関係も急速に築かれていく印象を持っている。しかし，出産後数週間は，抑うつ気分が強く，不眠，食欲低下，自責感の強さなどが表出されることも多い。また，子どもとの関係は，出産後早期は距離をおいたものになりやすく，子どもへの愛着が形成されていく過程はゆっくりとした経過をたどると考えられる。

親子の関係が築かれていくその歩みのあり様は，家族ごとに全く異なり，時間的経過も違う。赤ちゃんの状態やその発達，そして親自身をとりまく過去や，現在の人間関係などさまざまな要因に影響されながら，それぞれの家族の物語を紡いでいく。多くの家族は，そのときそのときの思いを語り，周りに受けとめてもらい，支えてもらう中で，少しずつ妊娠・出産にまつわる傷つきを癒し，我が子と向き合えるようになっていく。

かつては，NICUの中では，赤ちゃんを目の前にしてゆっくり過ごせるような時間と空間は保証されておらず，赤ちゃんを目の前にすることで湧き起こってくるさまざまな思いを受けとめられる場として機能していなかった。しかし現在では，保育器に入っているできるだけ早い段階から，赤ちゃんとゆっくりと時間を過ごすことのできるカンガルーケア（コラム参照）や，我が子の肌と触れ合うタッチケアなど接触を促すようさまざまな試みも行われるようになってきた。こうした取り組みは，親子がゆったりとお互いの関係に没頭できる空間と時間を早期から保証し，親子の関係性を深めていく。

5）周産母子センターに入院となってきた家族と赤ちゃん

周産期に医学的リスクをもった子どもたちの場合，生まれてしばらくの間は，生命を維持することにエネルギーがそそがれること，神経発達の未熟性などから社会的反応性が低く，親が声をかけたり，かかわったりしたとしても，目を開けたり，反応することが限られており，相互作用の一方のパートナーとしての力を備えていないことが多い。身体的なケアが優先されるとともに，赤ちゃん自身も外界に適応するのに一定の時間が必要となる。Als ら（1982）は，共作用モデルを提唱し，自律系，運動系，状態系の安定が反応系の土台となっていくことを示しているが，低出生体重児の場合，未熟性も強く，それぞれの系が安定しにくく，ストレスサインを呈しやすい。実際，極低出生体重児に出産予定日ごろにブラゼルトン新生児行動評価（NBAS; Neonatal Behavior Assessment Battery, Brazelton, 1995）を実施すると，正期産で生まれた子どもたちに比べて，疲れやすく，敏活な状態が維持しにくく，人の顔や声に対して反応が組織化されにくい。こうした赤ちゃんの姿は，サインの読み取りを難しくさせ，赤ちゃんにあったかかわりを身につけていくことは，正期産で元気に生まれてきた赤ちゃんに比べて困難さをともなう。

また，赤ちゃんが入院となった場合，母親は，罪障感や不全感を感じていることが多く（永田ほか，1997；橋本，1996），通常の出産に比べて抑うつ的になりやすいことが指摘されている（Nagata et al, 2003；長濱ほか，2004；永田，2009）。Chon ら（1983）は，母親に強いストレスがかかり，抑うつ的になると，子どもへの応答性が減少し，子どもとの接触を避けてしまったりすることを報告している。極低出生体重児の母親の場合，母子のやりとりが相互交流的になるまでに,「母親として分かってくれていないのではないか」「自分がかかわると嫌がる」など,子どもの反応を否定的に受けとめてしまう時期があることが報告されている（永田ほか，1997；橋本，1996)。橋本（1996）は，親子の関係性を築くのには，子どもが発達していくことと，母親の傷つきが癒されることの両方が必要であることを指摘しているが，多くの親子は，周囲からの情緒的なサポートや子どもの成長・発達に支えられ，ゆっくりとではあるがしっかりとした親子の関係を築いていく（表2-6；橋本，1996)。橋本（1996, 2006）は，低出生体重児と親における関係性の発達モデルを示し,「生きている」存在から,「反応しうる存在」に，そして「相互交流しうる」存在として，赤ちゃんがとらえられるようになり，互恵的な相互交流が積み重ねられることを報告している。そうした姿からは，親として成長していく力や，家族として乗り越えていく力を，あらためて教えられることも少なくない。

3．関係が悪循環に陥るリスク

Brockington（2003）は，苦痛で不快な出産を体験したなど子どもの出生のさいの不幸な体験や，病気の乳児・ハンディキャップや早産のために社会的反応に遅れがみられる乳児は，母子関係の障害の因子のひとつになると指摘している。実際，これまで出産直後に子どもがNICU入院になった場合，親子関係が悪循環に陥る可能性が高いことが報告されてきた（Klein & Stern, 1971; Hunter et al, 1978)。1990年代の報告では，諏訪（1998）が，虐待事例の検討の中で，117例中，36例が低出生体重児で，13例が多胎，10例が先天異常を認めたとし，Tanimuraら（1995）も虐待対象児の約40％が低出生体重児で，約70％が先天異常や発達の遅れなど医学的な問題を有していたと報告した。小林（2002）は，虐待のハイ

表 2-6　低出生体重児と親における関係性の発達モデル（橋本 1996，2000）

		STAGE 0	STAGE 1	STAGE 2
関係の特性（親の児についての認知・解釈）		胎内からの連続性を持ったわが子という実感がない	「生きている」存在であることに気づく	「反応しうる」存在であることに気づく
親のコメント		「これが私の赤ちゃん？」「本当に生きられるのだろうか」「見ているのがつらい，怖い」「腫れ物に触れるよう」「将来どうなるのだろうか」「これで人間になるのだろうか」「夢であったらいいのに」	「生きていると思えた」「頑張っているんだ」	「○○ちゃん」そっと名を呼ぶ。「お目目開けて」「(児が）じっと見ている」「顔をしかめる」「足を触ると動かす」
親の行動	接触	触れることができない	促されて触れる 指先で四肢をつつく	指先で四肢を撫でる
	声かけ	無言	（涙）	呼びかけ そっと静かな声
	注視	遠くから“眺める”	次第に顔を寄せる	児の視線をとらえようとする
児の状態・行動		（急性期）生命の危機 筋肉は弛緩し，動きはほとんどない	顔をしかめる 時々目を開ける	持続的に目を開ける 四肢を動かす 泣く

＊ 表 2-6 は 10 例の母子について筆者（引用者注：橋本のこと）がおこなった臨床的観察から抽出し，その後検証を加えつつ臨床に使用している「親と子の関係性の発達モデル」である。超早期の親と子との関係性の発達過程において，この過程を特徴づけるものは関係についての親の認知あるいは解釈であると，筆者は考えている。そしてそれを端的に表現しているのは親の“コメントの変化”であろう。この表では第 1 軸に“コメントの変化”をとっている。コメントはベッドサイドで語ら

表 2-6　低出生体重児と親における関係性の発達モデル（つづき）

STAGE 3	STAGE 4	STAGE 5
反応に意味を読み取る 肯定的 ｜ 否定的	「相互作用しうる」存在であることに気づく	互恵的（reciprocal）な相互作用の積み重ね
「呼ぶと，こちらを見る」 「帰ろうとすると，泣く」 「手を握り返す」 「触ろうとすると，手足を引く」 「目を合わせようとすると，視線を避ける」	「本当に目が合う」 「泣いても，私が抱くと，泣きやむ」 「上手にオッパイを吸ってくれた」 「吸ってくれると，オッパイが張る」 「眠ってくれないと，帰れない」	「顔を見て笑うようになった」 「お話をするんです」 （クーイング）
掌で躯幹を撫でる 頬，口の周りをつつく	掌で頭をぐるりと撫でる 接触に抵抗がない	くすぐる 遊びの要素をもった接触
一方的な語りかけ 成人との会話の口調	対話の間をもつ語りかけ 高いピッチ	マザリーズ（母親語）
児の表情を読み取ろうとする	見つめあう	あやす（と笑う）
眼球運動の開始（33 週） 自発微笑の増加 呼びかけに四肢を動かす 声のほうへ目を向ける 差し出した指を握る・吸う 声をあげて泣く	18 ～ 30 cm の正中線上で視線を合わせる（38 週） 力強くオッパイを吸う alert な時間が長くなる 語りかけに，動きを止めて目と目を合わせる	社会的微笑の出現 （人の声に対して 42 ～ 45 ～ 50 週まで，人の顔に対して 43 ～ 46 週～漸増）

れたものであり，ほとんど無言である場合が多いステージ０のみレトロスペクティブな聞き取りによるものを加えている。“行動レベルでの「相互作用の変化」はまず“親の行動”として観察される。“子どもの状態・行動”に関しては成熟のプログラムに従う部分が多く，ステージの進行に大きな影響を与えつつ，次第に両者の“相互作用”へと発展していく。

リスク因となる背景として，新生児期における愛着阻害のほかに，低出生体重児を出生しやすい社会的背景が虐待の要因となること，出産にともなう恐怖体験が心的外傷となり，退院後の哺乳困難，病弱，発達の遅れなど育児の困難性があることを指摘している。

NICU 退院後の子どもに対して発達を中心にしてフォローアップを行う外来にたずさわっていると，子どもとどうかかわっていいか分からないと訴える親も少なからず存在する。しかし，多くの場合，外来や心理面接の中で母親の思いを整理し，そのときそのときをサポートしていくことで，自らの力で周囲のサポートを利用しながら，安定した親子関係を築いていく。NICU 入院という事態だけが親子関係が悪循環に陥る大きな要因とはならず，妊娠・出産の過程の傷つきが未整理のまま，他の要因と結びついた場合に，関係が悪循環に陥りやすい。赤ちゃんが入院になる場合，赤ちゃんとの分離という問題だけではなく，赤ちゃんと直接出会う前に不妊治療や，母体の長期入院，胎児診断といった何らかのリスクを抱えていることも少なくない。また出産は緊急かつ危機的な状況で迎えることが多い。通常であれば，周囲からの温かいサポートと，喜びの中，親と子が出会うが，出産直後に入院となった場合，生まれてきた子どもが入院したという予期もしない事態が，今までの親子関係や夫婦関係の葛藤を揺さぶりやすく，問題が顕在化しやすいという側面が存在している。永田ら（2005）は，関係機関との連携が必要であった虐待ハイリスク例 20 例の検討を行い，NICU 入院にならなくても社会経済的な要因から関係機関との連携が不可欠であった事例以外は，妊娠・出産過程での傷つきがケアされていないこと，子どもに発達のアンバランスさがあり，育てにくい子であること，サポート体制が整わないことなどいくつか要因が重なり合った場合に，虐待のリスクと結びついていったと指摘し，NICU 入院という事態のみだけではリスク要因とはならず，早期からの心理的介入をすることで，ある程度，予防することが可能ではないかと指摘している。

また，これまで虐待事例の検討では，未診断の発達障害例が高率に認められる（浅井ほか，2002）ことが指摘されているが，出生体重 1,500 g 未満の極低出生体重児をはじめとして，新生児期になんらかのリスクを持って生まれてきた赤ちゃんは，その後の発達上のリスクも高く，後障害が認められなくても，幼少期に落ち着きのなさや，愛着行動の乏しさが認められることが多く（田中ほか，1993；永田ほか，2001），注意欠如・多動症（ADHD）や自閉スペクトラム症（ASD）をはじめとして発達障害が疑われる子どもたちも数多く存在していることが報告されてきた（永井ほか，2006；永田ほか，2006；Limperopoulos et al, 2008）。Kuban ら（2009）は，M-CHAT（自閉スペクトラム症のためのチェックリスト）を使った検討で，早期出産児は自閉症診断のリスクが高くなることを指摘したが，低出生体重児が幼少期に社会性の発達がゆっくりとなりやすいのは臨床実感としても感じている。実際に，これまでの研究でも，低出生体重児は生得的に視覚的注意を対象物に向けることや，対象物への注意を維持することに困難さがあることが指摘され（Eckerman et al, 1999; Schuymer et al, 2012），相手からの共同注意に気づいて応じたり，自ら興味のある対象物に他者を惹きつけるような反応が弱いこと（Gartner et al, 1991; Fukuoka et al, 2015）が報告されてきた。Feldman（2006）は，LBW 児と母親の相互作用は調和したものになりにくいと指摘しており，こうした小さく生まれた赤ちゃんの動特徴は，母親に“分かりにくい子”，“育てにくい子”という思いを抱かせやすい。Sameroff（1975）は，子どもがもって生まれた個体要因が，親の養育態度に対してマイナスの影響を与えることがあると指摘しているが，母親が，子育ての中で，親としての手ごたえを感じにくかったり，母親としての自信が持てなかったりした場合，もともと感じていた傷つきを余計に刺激されてしまうこともあるだろう。

第３章

NICU 入院となった赤ちゃんの母親の精神的健康と子どもへの感情

これまで，生まれてきた赤ちゃんが入院になるといった予期せぬ出来事に遭遇した母親の精神医学的問題や，親子の関係性の形成過程について検討を行ってきた。しかし，母親の精神状態や，子どもに対する感情について，正期産で元気に生まれてきた赤ちゃんの母親と客観的に比較研究をした報告はない。筆者自身，臨床的感覚として，母親の不安定さを感じていたものの，それが産褥期の母親にはごく自然な状態であるのか，また子どもが NICU に入院となったという事態がより不安定さを強めているのかをきちんと検討する必要があった。そこで，NICU に入院となった赤ちゃんの母親の精神的な状況と子どもとの関係を，正期産で元気に生まれてきた赤ちゃんの母親と客観的に比較検討し，NICU に入院となった赤ちゃんの母親の特徴を明らかにすることで，援助モデルの方向性を提示することを目的として，筆者が NICU に足を踏み入れ始めたその年に，母親の精神的な健康と子どもへの感情に関する質問紙調査を実施した。

その後，NICU および産科のスタッフと議論を重ねてくる中で，NICU に始めて足を踏み入れたときに比べて，母親の不安定さが軽減しているような臨床実感をえるようになった。そこで，1990 年代後半から周産期医療全体で起こってきた親子へのケアの見直しと，心理士が周産期医療に参画することで生じた変化をあらためて検討するために，最初の調査を実施して10年後に同様の調査を行い検討した。ここでは，その研究結果を提示することで，NICUに入院となった家族の支援の方向性について検討を行っていく。

1．正期産で元気に生まれてきた赤ちゃんの母親との比較

1）質問紙の構成

（a）母親の精神的健康

出産後の母親の精神的な問題は，抑うつの観点から検討が行われてきた。これまで産後のうつ状態の要因で，産科合併症との関連は認められないという報告（Cox et al, 1982; 岡野ほか，1991）の一方で，妊娠・産後のストレスや，新生児側の疾患の要因との関連も指摘されている（伊藤ほか，1993; O'Hara, 1986; Paykel et al, 1980）。Uedaら（2006）は，地域の保健師の訪問による調査研究で，産後うつ病の発症と関連がある子ども側の要因として，低出生体重児や多胎児，先天奇形やその他の身体の合併症で小児医療でのケアが必要な疾患があることを報告し，子どもがNICUに入院となることは，健常な正期産で元気に生まれてきた赤ちゃんと比較して母親に異なる心理的負荷がかかることが予測できると指摘している。

特に出産後早期の抑うつ状態は，マタニティブルーズとして産後１カ月ごろから発症する産後うつ病とは別の病態としてとらえられ，これまでも多く研究がされてきた。今回，母親の精神状態を把握するものとして母親の抑うつに着目し，特に出産後早期の母親の精神状態をとらえるものとしてマタニティブルーズを取り上げ検討を行った。

産褥期のマタニティブルーズや産後抑うつをスクリーニングする尺度として，マタニティブルーズ自己質問票（Stein, 1980；以下MBとする）や，エジンバラ産後うつ病質問票（Cox, 1987）が広

く使用されるようになった（鈴宮ほか，2002；山下ほか，2003）。現在は多くの病院や保健センターなどの機関で使用されるようになり，スクリーニングとその後の支援に結びつけるものとして一定の効果をあげているが，従来，産褥期の抑うつをとらえる尺度として，Zungの自己評価式抑うつ尺度（self-rating depression scale）日本語版（以下ZSDSと表記する）が多く使用されてきた（表3-1）。ZSDS日本語版は，福田・小林（1973）によって標準化され，信頼性，妥当性ともに確立されており，産褥期のマタニティブルーズや，抑うつの研究にもしばしば用いられてきた（池本ほか，1986；伊藤ほか，1993；佐藤ほか，2003）。1996年の調査は，これまでの研究との比較検討を行うために，ZSDSを使用することにした。

（b）母親から子どもへの感情

母親から子どもへの感情については，とりわけ母子間の愛着に関する研究が数多く行われてきた。愛着とは，広義には"ある人間と他の特定の人間との間に形成される愛情のきずな"（小嶋，1981）と理解される。Bowlby（1961）が愛着理論を提唱して以来，愛着についての研究は，主に発達心理学の領域で行われてきた。Ainsworthら（1978）が提唱したストレンジ・シチュエーション法（strange situation procedure）を使った研究や，MainとSolomon（1990）の愛着の分類などにより，子どもと子どもにとって一番大事な養育者とどんな愛着を形成しているのかが，後の心理・社会的発達に大きな影響を与えることが指摘され（Carlson, 1998），子どもが親と安定した愛着関係を築くことの重要さが報告されてきた。一方で，子ども側の愛着の問題を臨床研究に基づき，精神障害としての"愛着障害"が位置づけられ（Boris et al, 1998），虐待・ネグレクトに特徴的な病理として考えられてきた（Ciccheti & Toth, 2000; Kaufman & Henrich, 2000）。一方で，早期の母子関係

表 3-1　ZSDS 項目

	1．気分が沈んで憂うつである
	2．朝方が一番気分がよい
	3．泣いたり，泣きたくなる
	4．夜，よく眠れない
†	5．食欲は普通だ
†	6．性欲がある
	7．やせてきたことに気がつく
	8．便秘している
	9．普段より，動悸がする
	10．なんとなく疲れる
†	11．頭は普段と変わらず，すっきりしていて明瞭である
†	12．いつもと変わりなく仕事がやれる
	13．落ち着かず，じっとしていられない
†	14．将来に希望がある
	15．以前に比べていらいらする
†	16．たやすく決断できる
†	17．自分は役に立ち，必要とされる人間であると思う
†	18．生活はかなり充実している
	19．自分が死んだほうが，他の者にとってよいと思う
†	20．日頃していることに満足している

†……逆転項目

が，子どもの愛着形成に影響を与えることが，これまでの研究で指摘されてきているものの，これまでの研究は子ども側からの愛着（アタッチメント）を研究対象としており，母親からの子どもへの愛着については十分な検討はなされてきていなかった。現在では初期の母子の関係性障害を母親から子どもへの Bonding という概念で検討が行われるようになり，PBQ（Postpartum Bonding Questionnaire, Brockington, et al, 2001）や母子と感情に焦点をあてた MIBS（Mother Infant Bonding Scale ／日本版は「赤ちゃんの気持ち質問票」（吉田ら，2005））などが開発されている。

母親の子どもへの愛着の評価は，母子の相互作用を行動領域の観察によって評定する方法（Campbell et al, 1995; Flick et al, 1987）や，感情認知を測定する質問紙がこれまでつくられている（Muller, 1994）が，大日向（1988）は，母親の態度から子どもへの感情を推測する観察法の限界があることを指摘している。質問法による母親の愛着感情を評定する尺度として，Muller（1994）は，愛着を，“母親と乳児の間に発達し，長期に持続するユニークな愛情関係”と定義し，“赤ちゃんと一緒にすごすことを楽しみにしている”，“赤ちゃんのことを他の人に話す”，“赤ちゃんが微笑むととてもうれしくなる”など 26 項目からなる質問紙を作成し，生後１カ月での調査研究を行っている。また日本では，花沢（1996）が，子どもに対する母親の愛着を測定するものとして対児感情評定尺度を報告した。しかし，母親自身の体験の視点に立って愛着感情自体を検討した実証研究は少なく，特に産褥期の母親を対象にした尺度はこれまでみられていない。母親の子どもへの愛着形成の障害の研究では，Kumar（1997）が母性感情の障害（disorders of maternal affection）として位置づけ，「自分の子どもではないみたい」，「他の人の赤ちゃんみたい」といった形で表現されるような“他人事のような無関心な，離脱した感覚，愛情の欠陥”と“怒り，憎しみ，敵意”の感情が母性感情の障害の大きな要因として指摘している。しかし，これらは重度の愛着障害を想定しており，子どもに対しての一般的な感情や育児に対する不安に関する訴えについては検討されていない。そこで，独自に，産褥期の母親の子どもへの愛着を図る尺度を作成することとした。

尺度作成のため，NICU において筆者がカウセリングを行った極低出生体重児の母親との面接時の言葉を検討した（永田ほか, 1997）。その中で，NICU に入院となった赤ちゃんの母親に特徴的だと思われる子どもへの感情や，育児に対する不安に関するものを取り上げ，Muller（1994）の作成した愛着感情を評定する尺度等を参考にしながら，項目を検討し，尺度の構成を行った。質問紙は，“子どものことをたまらなくいとおしいと思う”，“子どもがかわいく思えない（逆転項目）”といった子どもに対する陽性の感情を評定するもの，“これからのことを考えるとうまく育てられるかどうか不安である”，“子どもに何をしてやればいいか分からず戸惑うことがある”といった子育てに対する自信のなさや不安を評定するもの，“子どもに話しかけながら接している”，“子どもを見ると触れたり，抱き上げたくなる”といった子どもとのかかわりを評定する３つの下位尺度を構成し，それぞれ７項目からなる 21 項目の質問紙を独自に作成した（表 3-2）。項目内容の妥当性については，臨床心理学者２名，児童精神科医１名，新生児科医１名がそれぞれ個別に検討を行った。各項目はそれぞれ“まったくあてはまらない”，“あまりあてはまらない”，“だいたいあてはまる”，“よくあてはまる”の４段階で評定される。

（c）その他の分析項目

また，母親の年齢，最終学歴，妊娠が分かったときの気持ちなど母親側の要因，赤ちゃんの性別，出生体重など赤ちゃん側の要因，父親の年齢，父親の妊娠が分かったときの反応や，育児をサポートしてくれる人の有無など環境要因を質問紙から調査を行った。また，自由記述により，母親の出産・育児に対する思いを記入してもらった。

２）調査対象および手続き

正期産で元気に生まれてきた赤ちゃんの母親は，1995 年９月 26 日から 1996 年９月末日までにＮ病院産科にて出生した児 721 名のうち，NICU に入院となった 184 名，および死亡例５名をのぞいた 532 名の母親が対象となった。生後５日目～ 10 日目ご

表 3-2　産褥期母親愛着質問紙（PMAS）の項目内容

	1．子どもとのかかわりが楽しみである
	2．子どものそばにいると安心する
	3．これからのことを考えると，うまく育てられるかどうか不安である
†	4．子どもにあまり興味がもてない
	5．子どもに話しかけながら接している
†	6．子どもがかわいく思えない
†	7．子どもと離れていると，子どものいろいろなことが気にかかる
	8．子どものためなら何でもしてやれる気がする
	9．子どもを見ると，触れたり抱き上げたくなる
	10．子どもに触れるのがこわい気がする
	11．子どものことをたまらなくいとおしいと思う
	12．子どもとどうかかわってよいか分からない
	13．自分の子どもという実感がわかない
	14．子どもが病気にならないかと不安である
	15．もっと子どもにしてやることがあるような気がする
	16．子どもを抱くと壊れてしまいそうな気がする
	17．子どもに何をしてやればいいか分からず，戸惑うことがある
†	18．子どもと離れていると，触れたり抱いたりしてやれないことを寂しく思う
	19．子どもの身の回りの世話が楽しい

†……逆転項目

ろに行われる退院指導時に小児科医より質問紙を配布し，退院前に各自で記入してもらい，授乳室に回収箱を設置して回収を行った。NICU に入院となった赤ちゃんの母親は，1995 年９月末から 1996 年１月末までに同じＮ病院小児科新生児集中治療室（NICU）にてケアした児 410 名（双胎以上 45 組を含む）のうち，再入院および死亡例などをのぞき，出生直後２日以内に入院となった 267 名の母親が対象となった。Ｎ病院で出生となった母親に対しては，児の出生後，２日～５日頃に産科病室を訪れ，カウンセリングの案内とともに，調査の趣旨およびプライバシーの厳守について口頭で説明を行った。院外で出産となった母親に対しては，赤ちゃんに初めて会いにきたときに，主治医または担当の看護師から，マニュアルにそって口頭で，調査の趣旨とプライバシーの厳守について説明した。また任意での回収を行うことを伝え，調査の同意を得た母親に対して質問紙を配布した。回収は，NICU 内のロッカールームおよび産科看護ステーション窓口横に設置してある回収箱で行った。

3）結　果

正期産で元気に生まれてきた赤ちゃんの母親のうち，質問紙に回答したものは 424 名で回収率は 79.7％であった。そのうち, 有効回答数は 417 名である。平均記入日は, 産後 5.2 日± 1.46（3 ～ 25 日）, 母親の平均年齢は 29.9 歳± 4.02（19 ～ 47 歳）であった。また, 赤ちゃんの平均体重は 3,063 g ± 339.71（2,030 ～ 4,384 g），男女比は 206：211 でほぼ同数であった。

NICU に入院となった赤ちゃんの母親のうち質問紙に回答があったものは 161 名で回収率 60.0％であった。そのうち，有効回答数は 153 名である。平均記入日は，産後 6.1 日± 4.31（1 ～ 24 日），母親の平均年齢は 29.9 歳± 4.75（19 ～ 41 歳）であった。平均記入日や，母親の平均年齢は，正期産で元気に生まれてきた赤ちゃんの母親と NICU に入院となった赤ちゃんの母親の間では有意な差はなかった。また，赤ちゃんの平均体重は 2,560 g ± 707.34（612 ～ 4,158 g），男女比は 93：59 でやや男の子の方が多かった。NICU の平均入院期間は, 28.0 ± 33.87（2 ～ 260 日）であった。また，院内出生：院外出生は 122：31 であった。それぞれの回収率は 86％および，24％である。これは，院外で出産されて，赤ちゃんだけが産まれた後に新生児搬送となった場合，赤ちゃんに面会に来られるようになるまでに一定の期間が必要であったり，短期間の入院で，面会回数が少ないまま転院や退院となったりした場合，質問紙が全員に渡せなかったり，回収ができなかったことも起因していると思われる。

（a）母親の精神的健康――マタニティブルーズの観点から

正期産で元気に生まれてきた赤ちゃんの母親と, NICU に入院となった赤ちゃんの母親のマタニティブルーズの得点分布を図 3-1 に示す。抑うつが陽性といわれる 40 点以上の割合は正期産で健康で生まれた赤ちゃんの母親で，66.8%，NICU に入院となった赤ちゃんの母親で，61.3%であった。これまでの研究では，出産後３～ 10 日目で, ZSDS で抑うつと考えられる方の割合を 38.7%（伊藤ほか，1993），42.7%（佐藤ほか，2003）と報告しており，それらと比較しても高率に認められた。

また，正期産で元気に生まれてきた赤ちゃんの母親と NICU に入院となった赤ちゃんの母親の結果を比較した所，産褥期の母親愛着の“子どもへの不安”（$p < 0.001$），“中核母親愛着”（$p < 0.05$）の尺度得点が有意に高いものとなっていたが,“マタニティブルーズ”の尺度得点では有意な差は認められなかった（表 3-3）。

マタニティブルーズと周産期要因とのかかわりにおいては，伊藤ら（1993）は，奇形や新生児期の障害をもつ産婦で ZSDS 得点が高くなったと報告し，産後うつとでは，O'Hara ら（1983）が，妊娠中，産褥期のストレス，Paykel らが（1980）分娩時の合併症を指摘している。最近の研究では，Ueda ら（2006）が，低出生体重児や多胎児，先天奇形やその他の身体的疾患で小児医療のケアが必要な疾患があったことが産後うつ病の発症と関連があることを指摘している。しかし，今回の結果では，低出生体重児や何らかの疾患をもって生まれてきた子どもたちが入院してくる NICU に入院となった赤ちゃんの母親の“マタニティブルーズ”の尺度得点は正期産で元気に生まれてきた赤ちゃんの母親との有意

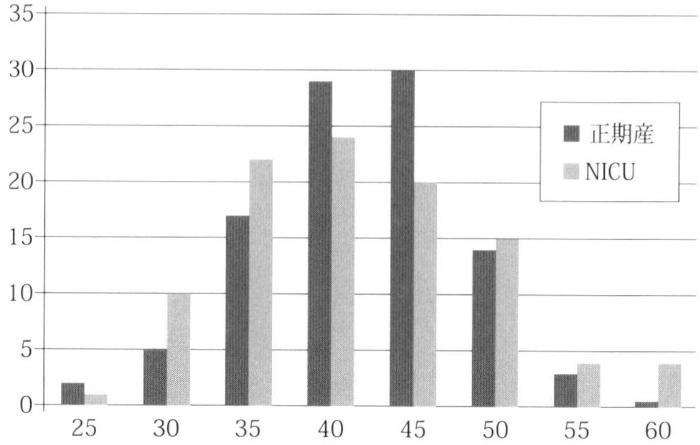

図 3-1　マタニティブルーズ尺度得点分布

表 3-3　正期産で元気に生まれてきた赤ちゃんの母親と
NICUに入院となった赤ちゃんの母親の尺度得点

	正期産	NICU	
マタニティブルーズ	41.5	41.9	
産褥期母親愛着			
中核母親愛着	40.6	38.3	***
子どもへの不安	16.9	17.9	*

***：$p < 0.001$，*：$p < 0.05$

差は認められなかった。一方，児がNICUに入院となった主な疾患を，低出生体重，呼吸障害，仮死，先天性疾患，その他に分類し，検討を行った結果，低出生体重児の母親の“マタニティブルーズ”が有意に高いことが示された。

各項目ごとの結果では，“マタニティブルーズ”では“抑うつ気分”（No.1）（$p < 0.001$），“涙もろさ”（No.3）（$p < 0.001$）の２項目は，NICUに入院となった赤ちゃんの母親の平均得点が有意に高いものとなっていたが，“不眠”（No.4）の項目については，

NICU に入院となった赤ちゃんの母親の方が得点は有意に低いものとなっていた。不眠が正期産で健康に元気に生まれてきた赤ちゃんの母親で高かったのは，赤ちゃんの授乳のために，夜中何度か起きる必要がある一方，NICU 入院の場合は，赤ちゃんとの分離という状況が影響していると考えられる。

（b）母親から子どもへの感情――母親愛着の観点から

また，独自に作成した子どもへの愛着を測る尺度について，主成分解，バリマックス回転による因子分析を行った（表 3-4）。その結果，“子どものことをたまらなくいとおしいと思う”，“子どもを見ると，触れたり，抱き上げたくなる”といった子どもへの肯定的で積極的な感情を示す尺度（α 係数 0.81）と“子どもに何をしてやればいいか分からず，戸惑うことがある”，“子どもに触れるのが怖い気がする”といった子どものケアや先の不安感情を中心とした尺度（α 係数 0.80）の２つから構成されることが明らかになった。それぞれ，“中核母親愛着（core maternal attachment）”，“子どもへの不安（anxiety regarding children）”尺度と命名し，各尺度得点を算出した。この下位２尺度からなる 19 項目を“産褥期母親愛着（postpartum maternal attachment）尺度”とした。

NICU に入院となった赤ちゃんの母親と，正期産で元気に生まれてきた赤ちゃんの母親と比較した結果，“子どもへの不安”および”中核母親愛着”得点が有意に高いものとなっていた（表 3-3）が，その項目別の検討では，“子どもと離れているといろいろなことが気にかかる”（No.7），“子どもと離れていると触れたり抱いたりできないことを寂しく思う”（No.18）など母子分離，児の NICU の入院という状況が少なからず影響を及ぼしていると考えられる項目で，NICU に入院となった赤ちゃんの母親の得点が有意に高くなっていた。これまでの研究で，早期産の母親は子どもに対して罪悪感を抱きやすいことが指摘されている一方で（Kaplan

表 3-4　産褥期母親愛着尺度の因子負荷量（1996 年調査）

No.　内容	I	II
第１因子　中核母親愛着		
11．子どものことをたまらなくいとおしいと思う	.663	-.061
9．子どもを見ると，触れたり抱き上げたくなる	.646	.009
20．子どもの身の回りの世話が楽しい	.637	-.140
8．子どものためなら何でもしてやれる気がする	.620	.041
† 18．子どもと離れていると，触れたり抱いたりしてやれないことを寂しく思う	.569	.096
2．子どものそばにいると安心する	.548	-.176
1．子どもとのかかわりが楽しみである	.525	-.176
† 7．子どもと離れていると，子どものいろいろなことが気にかかる	.491	.077
† 4．子どもにあまり興味がもてない	.441	-.126
5．子どもに話しかけながら接している	.403	-.161
† 6．子どもがかわいく思えない	.346	-.215
第２因子　子どもへの不安		
17．子どもに何をしてやればいいか分からず，戸惑うことがある	-.011	.729
10．子どもに触れるのがこわい気がする	-.220	.675
16．子どもを抱くと壊れてしまいそうな気がする	-.030	.668
12．子どもとどうかかわってよいか分からない	-.220	.607
3．これからのことを考えると，うまく育てられるかどうか不安である	-.086	.587
13．自分の子どもという実感がわかない	-.270	.385
14．子どもが病気にならないかと不安である	.207	.385
15．もっと子どもにしてやることがあるような気がする	.288	.373
寄与率	.612	.384

†……逆転項目

& Mason, 1960; Klaus & Kenell, 1970; 永田ほか，1997)，母親の子どもに対する罪悪感は，母親としての役割を促進する面もあるとされている。また，Casteel（1990）は，ネガティブな感情とともに，自信，愛情，幸福感などポジティブな感情も存在すると指摘している。今回の結果からは，子どもが出生直後に入院となるということは，母親の子どもへの不安を高める一方，子どもへの肯定的で積極的な感情を弱めることはないと考えられた。

赤ちゃんが NICU に入院となった主たる疾患を，低出生体重，仮死，呼吸障害，先天性疾患に分類し，検討を行ったところ，“子どもへの不安”は低出生体重児の母親が他の疾患で入院になった母親に比べて有意に高いものとなっていた。

（c）マタニティブルーズと母親愛着に関連する要因

探索的相関分析を行った後，尺度の因果関係を明らかにすることを目的として，生物学的要因と，時系列による仮説をもとにして因果予測関係図式（path-analytic model）を作成し，パス解析を行った。

その結果“マタニティブルーズ”は，“中核母親愛着”，“子どもへの不安”のそれぞれに有意なパスを得ることができ，マタニティブルーズが強いと，母親の子どもへの愛着は弱く，不安が高くなることが示された（図 3-2）。産褥期の抑うつ気分と母子相互作用について検討した研究において Fleming ら（1988）は，“赤ちゃんについて考えると，赤ちゃんの良い話をたくさんしたくなる”といった3項目からなる赤ちゃんに対する愛着についてたずねる尺度を用いて検討を行い，抑うつ気分は母親の愛着に有意な影響は与えていないと報告している。一方で，山下ら（2003）は，産後5日目，1カ月後，3カ月後と縦断研究の結果，産後うつ病は明らかに母親の子どもへの否定的な感情と関連していると指摘している。また，Righetti-Veltema ら（2002）も，産後うつ病の母親の 11 〜 33%にわが子を抱いたり，話しかけが十分でなかったり，子どもといることに喜びを感じなかったり，うっとうしいと感じていると報告している。今回の研究からも，出産直後に生

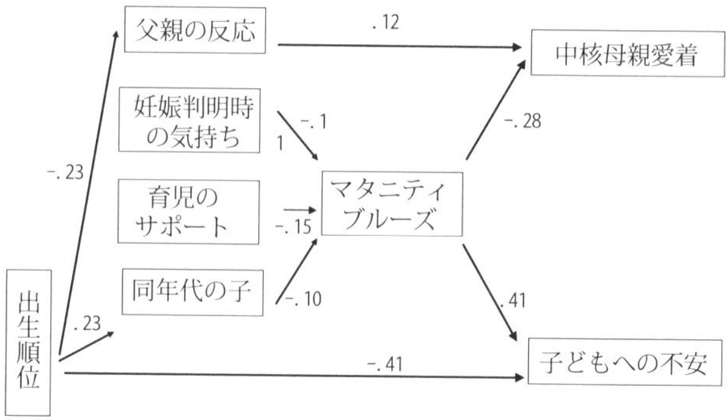

図 3-2　パス図（正期産で元気に生まれてきた赤ちゃんの母親）

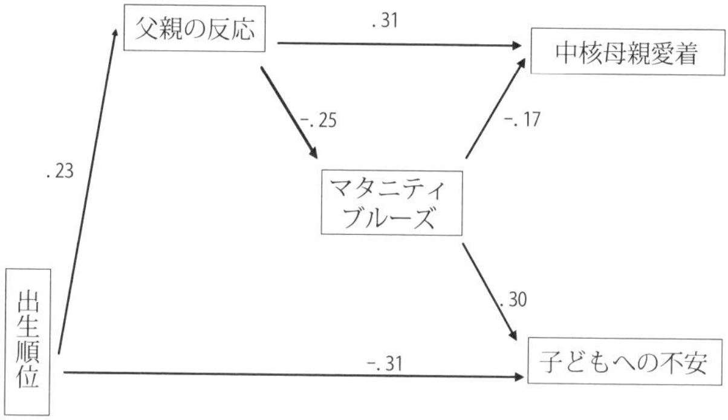

図 3-3　パス図（NICU に入院となった赤ちゃんの母親）

じるマタニティブルーズも，母親の子どもに対する感情に影響を与える可能性が高いことが明らかになった。今後，こうした母親愛着が実際の母子の相互作用とどのように関連しているのか，またこうした早期の母親愛着がその後どのように変化していくかといった問題がさらに検討されなければならないだろう。

また，正期産で元気に生まれてきた赤ちゃんの母親では“マタニティブルーズ”には，“育児のサポート”（.15，$p < 0.01$）や

“周囲に同年代の子どもを持つ母親がいる”（.10，$p < 0.05$）といった，周囲からのサポートとの関連は認められていたが，NICU に入院となった赤ちゃんの母親では，“父親の妊娠判明時の反応”との間に有意なパス係数を得られた（図 3-3）。つまり，NICU に入院となった赤ちゃんの母親の場合には，父親の妊娠判明時の反応がネガティブであればあるほど，マタニティブルーズが強くなる傾向が示された。また，妊娠判明時の父親のポジティブな反応は，“中核母親愛着”が強いことと関係していた。これらの結果からは NICU 入院という危機的状況に直面した場合，周囲のサポートではなく，より身近な父親の情緒的なサポートが重要な要因となりうることが示唆されたといえる。これは，NICU への面会は原則的に両親に限られており，赤ちゃんに直接会ったり，状況を把握したりすることができるのが両親だけという状況が影響しているのかもしれない。しかし，父親にとっても自分の子どもが NICU 入院になるという事態にショックを受け，傷つきを抱えていることは母親と変わりがない。また，出産直後から，子どもの治療に関する重大な決定を任されることも多く，こころの準備なく，父親役割を課せられることになり，母親を支える担い手となりにくい状況にあることは想像に難くない。実際，臨床経験の中でも，父親としての戸惑いや，精神的な不安定さが観察されることが少なくない。今回の研究は母親を対象としたものであり，父親の精神医学的な問題や，子どもへの感情については，検討をしていないが，母親のサポートの重要な担い手となる父親を含めた家族に対する心理的支援を考えていかなければならないといえる。

また正期産で元気に生まれた赤ちゃんの母親，NICU に入院になった赤ちゃんの母親ともに，出生順位が低いほど，“子どもへの不安”はより高くなることが示された。これは不安が初産婦でしばしば強いというこれまでの指摘を裏付けるものであり，初産婦に対して不安を軽減するために育児に関する母親へのサポートのシステムを提供する必要があることを示唆しているといえる。

２．出産後の抑うつと母親愛着が１年後に与える影響

マタニティブルーズを呈した母親は産後うつ病に移行するリスクが高いと指摘されている（Cox et al, 1982; 岡野・野村，1989; Paykel et al, 1980）。しかし，分娩後の初期の時期に呈するマタニティブルーズと母親愛着の間でみられる関係が，その後の母親の抑うつや母子関係にどれだけ影響を及ぼすかについて検討した報告は少ない。そのため，産褥期に調査を行った母親を対象として１年後のフォローアップ研究を行うことで，産褥期の母親のマタニティブルーズおよび母親愛着が１年後の母親の抑うつや母親愛着にどのくらい影響を与えているのかの検討を行った。

１）質問紙の構成

質問紙は，Zung（1965）の自己評価式抑うつ尺度（self-rating depression scale）日本語版（ZSDS；表 3-1）および，“産褥期母親愛着質問紙（postpartum maternal attachment scale; PMAS）”の項目中の赤ちゃんを子どもに変更し，“母親愛着尺度”としてそのまま使用した（表 3-2)。各項目はそれぞれ“まったくあてはまらない”，“あまりあてはまらない”，“だいたいあてはまる”，“よくあてはまる”の４段階で評定された。また，それに加えて，親年齢，学歴，就労状況など母親の要因，出生順位，発達の状況など子どもの要因，また周囲からのサポートなどについても質問紙により調査を行った。

２）調査対象および手続き

対象は，産褥期の質問紙調査に協力が得られた正期産で元気に

生まれてきた赤ちゃんの母親 417 名と，NICU に入院となった赤ちゃんの母親 153 名である。１年後に郵送法にて調査を行った。

3）結　果

有効回答数は，正期産で元気に生まれてきた赤ちゃん群 254 名，および NICU 入院児群 72 名であり，回収率は 60.9％および，40.5％であった。回答が得られなった群と，回答が得られた群の産褥期の質問紙の結果を t 検定で比較検討したところ，両群に有意差はみられなかった。

正期産で元気に生まれてきた赤ちゃんの母親の平均年齢は 31.1 歳± 4.12（19 ～ 47 歳）であり，1 名の無記入を除き，全員が既婚者であった。また，調査時の子どもの平均年齢は 1 歳 1 カ月± 1.61（1 歳 0 カ月～ 1 歳 3 カ月），平均出生体重は 2,953.5 g ± 371.34（2,794 ～ 4,384 g）であった。NICU に入院となった赤ちゃんの母親の平均年齢は 30.1 歳± 4.12（19 ～ 47 歳）であり，１名の無記入を除き，全員が既婚者であった。また，調査時の子どもの平均年齢は 1 歳 1 カ月± 1.61（1 歳 0 カ月～ 1 歳 3 カ月），平均出生体重は 2,470.4 g ± 721.68（794 ～ 3,896 g）であった。正期産で元気に生まれてきた赤ちゃんの母親と，NICU に入院となった赤ちゃんのお母さんの年齢等を比較したところ，両群に有意差はみられなかった。

（a）１年後の育児中の母親の抑うつ

ZSDS 得点陽性といわれる 40 点以上の割合は正期産で元気に生まれてきた赤ちゃんの母親では 59.2％，NICU に入院となった赤ちゃんの母親では 31.3％であり，平均 ZSDS 得点は，42.1 ± 7.45 および 40.6 ± 7.46 であった。産褥期に比べ平均得点は低下しているものの有意差はなく，産後１年経過した後においても，ZSDS により測定された抑うつ傾向は高かった（表 3-5）。

表3-5　産褥期と1年後の尺度得点の分析

	正期産		NICU	
	産褥期	1年後	産褥期	1年後
母親のうつ傾向	41.8	42.1	41.5	40.6
母親愛着				
中核母親愛着	38.3	37.8**	40.7	38.7***
子どもへの不安	16.9	15.1	17.9	14.6

***：$p<0.001$，**：$p<0.01$

これまでも，マタニティブルーズを体験した母親は，出産後数週間から数カ月以内に発症するといわれている産後うつ病を発症するリスクが高いことが指摘されている（Cox et al, 1982; 岡野・野村, 1989; Paykel et al, 1980）が, 出産後1年後の育児中の母親の抑うつについての報告はあまりみられていない。山下ら(2003)は, EPDSを使用した1年間にわたる縦断研究により, 母親の抑うつの傾向は出産直後がもっとも強く，出産後6カ月以降は次第に軽減していくものの，出産後早期の抑うつの程度の高さは，その後の抑うつ傾向に影響を与えると指摘し，出産後1年間は個人内において抑うつ傾向が安定したものであったと報告している。今回の結果ではZSDS得点で陽性といわれる40点以上の母親の割合は正期産で元気に生まれた赤ちゃんのお母さんで59.2％と高率に認められ，産褥期よりも若干低い値を示していたが，大きな変化はみられなかった。また，1年後の尺度得点の平均値は41.8点と依然高い値を示しており，産後1年経過した育児中の母親にも抑うつ傾向が強いことが示唆されたといえる。

一方で, NICUに入院となった赤ちゃんの母親のZSDS得点陽性者の割合は31.3％と, 正期産で元気に生まれてきた赤ちゃんの母親群に比べて著しく低下していた。マタニティブルーズをはじめとした産後の母親のうつ状態への心理・社会的なアプローチの有効性は認められ（Brockington, 2003），親子のニーズに合わせたサポートが有用であることが指摘されてきている（鈴木，2001；鈴宮，2002)。また Brockington（2003）は専門家によるガイダンスとサポートを通して母親を助け，子どもとのやりとりをすることを楽しめるようにすることで，母子関係が改善することを指摘している。NICU を退院した児に対しては全国的にフォローアップの体制が整えられ，親の会が開催されるなど多面的なサポートシステムが取られている。今回調査対象となった N 病院でも，生後１年間はフォローアップ外来が１カ月から数カ月おきに実施され，継続的な身体面・発達面のチェックをとともに，子育てについて気軽に相談できる場としても機能している。また，心理士が，退院後もフォローアップ外来に陪席し，必要に応じて心理面接を行ったり，親の会を定期的に開催するなど支援を継続して行っている。正期産で元気に生まれてきた赤ちゃんの母親に比べ支援体制が充実していることが ZSDS 得点が低値であったことの一因と考えられるが，その関連については今回の結果だけでは明らかにはできない。

また，“マタニティブルーズ”の下位項目別に産褥期の母親の項目得点と，１年後の母親の項目得点を t 検定によって分析した結果，産褥期に比べて，“不眠”（No.4）や“性欲の低下”（No.6），“精神運動の制止”（No.12）の項目などの項目得点が有意に低くなっていた。出産直後は，授乳や，子どもの身体的なケアにより，睡眠が中断されたり，母親自身の活動を行うことができなかったりという状況が影響しており，生後１歳を過ぎて，そうした子育てにおける身体的負担が減少したことが尺度得点の低下に関連しているのかもしれない。逆に，項目得点が高くなっていたのは，焦燥感や不満足感であり，この結果には，子育てにまつわるストレスの高さが影響しているのかもしれないが，そのことについては今後詳細な検討が必要といえる。

（b）１年後の母親愛着について

産褥期の母親の尺度得点の結果と t 検定により比較したところ，“中核母親愛着”の尺度得点が１年後には有意に低いものとなっていたが，“子どもへの不安”は有意な差は認められないものの，産褥期よりも低いものとなっていた（表 3-4）。項目別の検討では，“中核母親愛着”では，“子どもと離れていると，子どものいろいろなことが気にかかる”（No.7），“子どもと離れていると触れたり抱いたりしてやれないことを寂しく思う”（No.19）の項目得点が低くなっていた。日本の病院においては，一般的に出産後一定期間，母子別室が行われており，調査対象となったＮ病院においては，1996 年当時は希望者を除いて生後２日間は母子別室制がとられていた。その後も沐浴や母親の診察等で医療的なケアや指導のスケジュールが重視され，母子が離れる機会が少なからず存在していた。母子分離に関連した項目について産褥期に項目得点が高かったのは，子どもに慣れない状況で子どもと離れることの心理的影響があることを示しているのかもしれない。しかし退院後１年が経過し，そうした母子分離の状況の改善や，子どもの成長によって，母親が子どもに対しての安心感が増すことで，項目得点が低下したとも考えられる。

“子どもへの不安”尺度では，“子どもに触れるのがこわい気がする”（No.10），“子どもを抱くと壊れてしまいそうな気がする”（No.16）などの項目得点が低いものとなっていた。この尺度は産褥期の母親愛着を想定してつくられたものであり，先に述べたことと同様に，子どもの成長と共に，子どもに対する安心感が増すことで，こうした不安は低減してきたのではないだろうか。

正期産で元気に生まれてきた赤ちゃんの母親と NICU に入院となった赤ちゃんの母親との間の比較では，産褥期には認められていた“中核母親愛着”得点の有意差が認められなくなり，ほぼ同値となった（表 3-4）。産褥期の結果では，母子分離，児の NICU の入院という状況が少なからず影響を及ぼしていると考えられる項目で，NICU に入院となった赤ちゃんの母親の得点が高くなっており，退院後 1 年が経過し，そうした母子分離の状況の改善や，子どもの成長によって，母親が子どもに対しての安心感が増すことで，正期産で元気に生まれてきた赤ちゃんの母親とほぼ同じ状態を示すようになると考えられた。

３．出産後の母親のマタニティブルーズと子どもへの愛着が１年後に与える影響

探索的相関分析を行った後，尺度の因果関係を明らかにすることを目的として，生物学的要因と，時系列による仮説をもとにして因果予測関係図式（path-analytic model）を作成し，パス解析を行った。

図 3-4 は有意なパス係数をえた変数のみを扱ったパスモデルである。その結果，“母親のうつ傾向”は，“マタニティブルーズ”および“中核母親愛着”のそれぞれに有意なパスを得ることができ，マタニティブルーズが強いと，1 年後のうつ傾向は強いことが示された。Sugawara ら（1999）は，ZSDS を用いたフォローアップ研究で，産褥期と 12 カ月後の ZSDS 得点間のパス係数を 0.54 と報告しており，後 5 日目の抑うつ状態が 1 年後の母親の抑うつ状態と正の相関を示すことを指摘している。また産褥期にうつ状態であった母親の中に，一過性ではなく長期にわたりうつ状態が続き，うつ病と診断されるものが，7 ～ 10％存在するといわれている（本田・田中，1981）。今回の結果では，産後，ZSDS 得点が陽性であった者が 1 年後の結果でも陽性であったのは 38％であり，産褥期の抑うつは，1 年後の母親の抑うつに影響を及ぼ

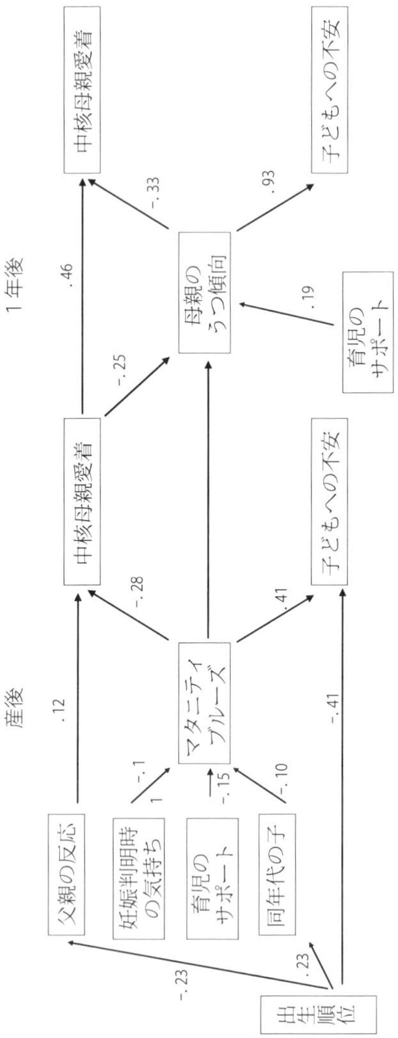

図 3-4　正期産で元気に生まれてきた赤ちゃんの母親の１年後のパス図

していることが示唆された。一方で Kumar と Robson（1989）は，“涙もろさもブルーズも，３カ月の抑うつを予測しなかった”と述べ，出産後早期の気分変動は，その後の抑うつ状態の存在を予測しないとしている。このような差異が日英の文化差といったものを含め，どのような要因によるものかさらに検討が必要である。

また１年後の母親の抑うつは，母親の子どもへの感情にも影響を及ぼしており，抑うつが強いほど，子どもに愛着を感じにくいという結果を得ることができた。これまで親のうつ病は，子どものパーソナリティの発達にとってリスク要因になると指摘されてきた（Kumar & Robson, 1984; Downey & Coyne, 1990; Sameroff et al, 1982）。このフォローアップ研究では産褥期のマタニティブルーズおよび１年後の抑うつの評価は，ZSDS 自己評価式抑うつ尺度の評定のみによって行われ，構造化された診断面接を行っておらず，臨床診断は確定することができない。しかし，産褥期および１年後の母親の抑うつの頻度が高く，そうした母親の抑うつは，母親愛着に影響を与えているという結果が得られた。また産褥期の母親のマタニティブルーズは，産後１年後の抑うつや子どもに対する愛着をも規定しており，産褥期からの精神支援および，母子関係に対する早期介入の重要性が示唆された。

今回の結果では，“母親のうつ傾向”は，産褥期の結果と同様に，観測変数の多くと有意な相関は認められなかった。さらに，産褥期の結果では関連していた“同年代の子どもを持つ母親の存在”や，“妊娠判明時の思い”においても有意な結果を得ることはできず，１年後の母親のうつ傾向には，“育児援助者の有無”のみが有意な関連を有していた。これまでも，Younger ら（1997）が，早産児の母親の研究で，抑うつが多様なソーシャルサポートの存在と逆相関することを示しているなど，抑うつと心理社会的要因の関係性（Paykel et al, 1980）や，夫婦関係が影響因（Kennerley &

Gath, 1989）であること指摘されてきた。育児中の母親に対して，育児の実際的な支援をしっかり行っていくことが，母親自身の精神的健康を守るためには必要であることがあらためて確認された。

４．周産期医療の変化が母親の精神的健康や子どもへの感情に与える影響

筆者は，1995 年～ 2006 年までの 10 年間，総合病院の NICU を中心とした周産期領域で臨床心理士として活動を行ってきた（永田，2001, 2005ab）。NICU で活動を始めた当初，母親の出産体験の傷つきが大きく，子どもとの接触の機会が限られていることが不安定さを強めている印象で，同時期に実施したマタニティブルーズの調査（Nagata et al 2000, 2004）でも陽性率が 60％以上と高く認められていた。その後，面接で得られた家族からの言葉をスタッフにフィードバックしたり，カンファレンスの中でひとりひとりの家族について心理的な側面をふまえたうえでの議論を重ねていった。全国的にも親子の心理的ケアや発達への配慮の必要性が認識されるようになり，スタッフの意識も少しずつ変化し病棟のケア自体の見直しがすすんでいった（図 3-5）。そうした経過の中で，母親の抑うつ感の訴えや，精神的な不安定さが，活動当初に比べ，軽減しているような臨床実感を得ていた。そのため，そうした周産期医療におけるケア全体の変化が，母親のマタニティブルーズの軽減につながっていっているのかどうかを，客観的に評価するため，1995 年の調査から 10 年後にあらためて，調査を実施した。

１）質問紙の構成

質問紙は，母親の精神状態を把握する尺度として Cox ら（1987）の作成したエジンバラ産後うつ病質問票（EPDS）の日本語版（岡

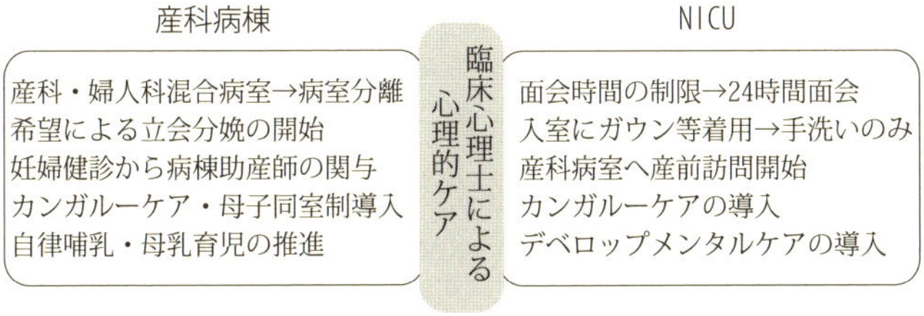
産科病棟
産科・婦人科混合病室→病室分離
希望による立会分娩の開始
妊婦健診から病棟助産師の関与
カンガルーケア・母子同室制導入
自律哺乳・母乳育児の推進
臨床心理士による心理的ケア
NICU
面会時間の制限→24時間面会
入室にガウン等着用→手洗いのみ
産科病室へ産前訪問開始
カンガルーケアの導入
デベロップメンタルケアの導入

図 3-5　周産期におけるケアの見直し

野ほか，1996；表 1-2）を使用した。EPDS は全 10 項目から構成され，４件法で評定する。合計 30 点満点のうち，日本においては，8/9 がカットオフポイントとされている。EPDS は，日本において 2000 年以降，急速に使用されるようになってきた産後の母親の精神状態を把握するスクリーニング尺度であり，多くの研究者が，EPDS を使った日本の産後うつの発生頻度を検討している。詳細な比較をするためには前回同様 ZSDS を使用することが望ましい一方で，最近の日本の研究結果と比較すること，また調査だけではなく，産後のケアに有用であること踏まえ，今回の調査は EPDS を使用することとした。また 1995 年と同様に，産褥期母親愛着尺度を（Nagata et al, 2000）を使用し，母親の精神的健康と子どもへの感情について検討を行った。

２）調査対象および手続き

調査の対象となったは 2006 年３月 20 日から 2006 年 10 月末日までにＮ病院産科にて出生した児 385 名の母親である（うち NICU に入院となった赤ちゃんの母親 123 名）。生後５日目～ 10 日日ごろに行われる助産師による母親教室時に，担当助産師より質問紙を配布し，ナースステーションと授乳室に回収箱を設置して回収を行った。また出産後，児が NICU 入院となった母親には，担当看護師から直接手渡して協力を依頼し，NICU 入口の回収箱で回収を行った。なお，院外出生で，新生児搬送で NICU 入院となった児については，母親へ質問紙を手渡す時期の統一が難しかったため，今回の調査対象とはしなかった。

正期産で元気に生まれてきた赤ちゃんの母親 198 名（回収率 75.6%），NICU に入院となった赤ちゃんの母親 86 名（回収率 70.0 %）から回答が得られた。母親の平均年齢は正期産で元気に生まれてきた赤ちゃん 32.6 歳± 4.45, NICU に入院となった赤ちゃんの母親 32.5 歳± 3.91，質問紙記入日はそれぞれ，5.3 日± 1.70, 6.4 日± 3.12 であり，1995 年の調査とほぼ差はみられなかった。

３）母親のマタニティブルーズについて

EPDS の平均得点は正期産で元気に生まれてきた赤ちゃんの母親では 5.89 点± 3.00, NICU に入院となった赤ちゃんの母親では 7.24 点± 4.33 であった。両群を比較した t 検定の結果 NICU に入院となった赤ちゃんの母親の方が，１%水準で高い結果が得られた（ t 値－ 3.19）。10 年前の ZSDS によるマタニティブルーズの検討では，両群間には有意差は認められず，逆に NICU に入院となった赤ちゃんの母親の方が ZSDS 得点が低値であったが，今回の結果では，NICU に入院となった赤ちゃんの母親の方が，EPDS 得点が高値であった（表 3-6）。

また，日本で陽性とされる EPDS 得点が９点以上の割合は，それぞれ 16.2%，32.6%であった。10 年前は，評価尺度は ZSDS を利用しているため，単純な比較はできないものの，陽性率は低い値を示していた。また得点分布においても，10 年前には産後１カ月のカットオフポイント（Kitamura et al, 1993）とされている 42/43 を頂点とした分布を示していたが，今回は，正期産で元気に生まれてきた赤ちゃん，NICU に入院となった赤ちゃんの母親

表3-6　尺度得点の平均値

	正期産	NICU
EPDS	5.89 ± 3.00	7.24 ± 4.33**
母親愛着	26.26 ± 2.74	26.83 ± 2.05
子どもへの不安	16.08 ± 4.12	18.01 ± 3.50*

**……$p < 0.01$，*……$p < 0.05$

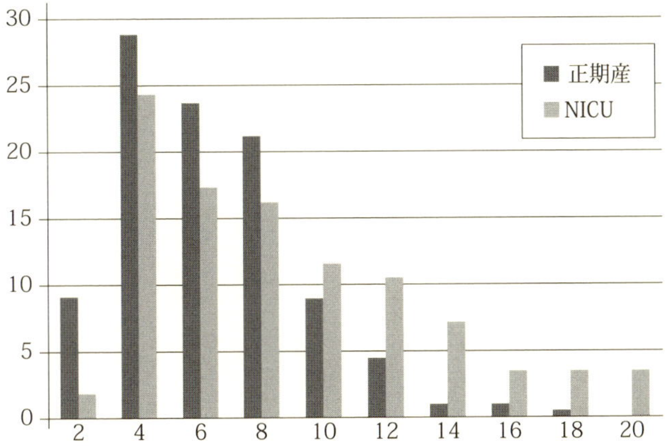

図3-6　EPDSの得点分布

ともにEPDS得点でカットオフポイントとされる8/9（岡野ほか，1996）を下回る4点を頂点とした分布（図3-6）を示していた。

近年の我が国における出産後5日目～1週間ごろのZSDSを使用したマタニティブルーズの研究では，50%前後の高値を示している（佐藤ら，2003；金子ほか，2001）。今回の結果は，同一施設で行った10年前の結果よりも低い得点分布を示し，これまでの研究と比較しても低い陽性率を示していた。その一方で，10年前の結果では，有意差が認められなかったNICUに入院となった赤ちゃんの母親と正期産で元気に生まれてきた赤ちゃんの母親の差が認められ，NICU に入院となった赤ちゃんの母親の方が，マタニティブルーズが強いことが示された。これまででも，マタニティブルーズと周産期要因とのかかわりにおいては，奇形や新生児期の障害（伊藤ほか，1993），小児医療のケアが必要な疾患（Ueda et al, 2006）と産後うつ病の発症との関連が指摘されている。両群間に差が認められなかった 10 年前の調査は，心理士が NICU 内で活動を開始した後に行ったものであり，質問紙の配布も，心理士が母親の入院している産科病棟を訪れて実施したものである。その後，産科病棟においても心理面に配慮したケアが導入され，立ち会い分娩，出産直後のカンガルーケア，母子同室，母乳支援が積極的に行われるようになったと同時に，管理的なスケジュールから，親と子のペースに合わせた形でのケアが行われるようになった。その結果，正期産の元気で生まれた赤ちゃんのお母さんのマタニティブルーズの発症率が大幅に低下し，NICU に入院となった赤ちゃんの母親の精神的不安定さがあらためて実証されたのかもしれないが，今回の結果だけでは十分な検討は行えない。

また EPDS 得点には，t 検定の結果，妊娠中の不安の有無（t 値− 2.46, $p < .05$），出産時の不安の有無（t 値− 3.66, $p < .001$），帝王切開の有無（t 値− 3.35，$p < .001$）によって，有意な差（図 3-7）が認められた。O'Hara ら（1983）は，妊娠中・産褥期のストレス，Paykel ら（1980）は，分娩時の合併症と産後うつとの関連を指摘しているが，今回の結果も，妊娠中や出産時の不安が高かったり，帝王切開で出産となった母親の EPDS 得点が有意に高く，マタニティブルーズが強いということが明らかになった。伊藤ら（1993）は，帝王切開という身体要因そのものではなく，それにまつわるさまざまな心理的要因が抑うつを強めたとのではないかと指摘しているが，今回の結果においても，帝王切開の母親のすべてが，出産時に不安があったと答えており，帝王切

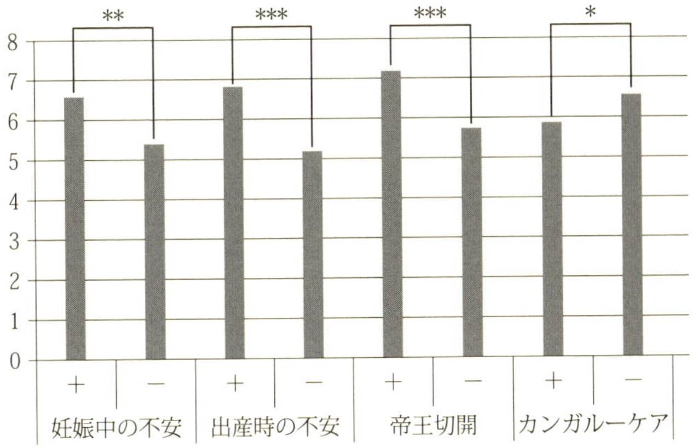

***……p＜0.001，**……p＜0.01，*……p<0.1

図 3-7　マタニティブルーズの関連要因

開という事態が出産時の不安を高め，そうした心理的要因が，マタニティブルーズの強さに影響したと考えられた。また，有意傾向ではあるものの，カンガルーケアを体験した母親は，EPDS 得点が低値であった。Feldman ら（2002）は，カンガルーケアの導入は，母子の相互作用を促すだけではなく，母親の抑うつの程度が低いことを報告しており，今回の結果からも初期体験によってマタニティブルーズを軽減する可能性があることが示唆された。

10 年前に比べて，マタニティブルーズの陽性率が下がったことを併せて考えると，複合的な母子への心理的支援の試みは，母親のマタニティブルーズを軽減させることにつながることが明らかになった。一方で，生まれてきた赤ちゃんが NICU に入院となったり，妊娠・出産時の不安が高い妊産婦は，出産後マタニティブルーズを強く呈することが明らかになり，そうしたリスクの高い妊産婦に対しての精神的ケアやアプローチの必要性があらためて示唆されたといえる。

４）母親愛着の変化について

1995 年の調査に比べ，正期産で元気に生まれてきた赤ちゃんの母親も，NICU に入院となった赤ちゃんの母親も“中核母親愛着”の尺度得点が低下し（表 3-7），1995 年では認められていた正期産で元気に生まれてきた赤ちゃんの母親と NICU に入院となった赤ちゃんの母親の差は認められなくなった。項目別得点の変化を検討してみると，“子どもと離れているといろいろなことが気にかかる”（No.7），“子どもと離れていると触れたり抱いたりできないことを寂しく思う”（No.18）など母子分離の状況が少なからず影響を及ぼしていると考えられる項目で得点の大幅な減少がみられた（表 3-8）。あらためて因子分析をして確認したところ，1995 年の調査では，この両項目が逆転項目として寄与していたのが，2006 年の調査では，因子構造は変化が認められないものの，この２項目が正の寄与に逆転をしていた（表 3-9）。これは母子分離という状態が通常であった時代には，逆転項目として働いていた項目が，母子を一体としてのケアが行われるようになった結果，“気になる”，“さみしい”という気持ちがあるほど中核母親愛着が強いというように因子構造が変化した結果であると考えられた。1990 年代半ばまでは子どもは生まれた直後に，母親から引き離され，医療的な処置を行い，そのまま新生児室に預けられ，決まった時間に授乳や沐浴に新生児室をおとずれるという形でのケアが行われていた。そうした分離がケアの基本であったときは，そばにいないことをあまり不安に思わないということが安定した関係を築いている指標であったと考えられる。一方で，2006 年の調査は，出生直後に希望に応じてカンガルーケアを行った後に，医療的な処置を行い，状態によってはそのまま母子同

表 3-7　母親愛着尺度の尺度得点の変化

	1995 年	2006 年
母親愛着尺度		
中核母親愛着	38.3	26.3
子どもへの不安	16.9	16.1

表 3-8　平均得点で大幅な低下がみられた項目

〈正期産群〉	
子どもと離れているといろいろなことが気になる	3.15 → 1.94
子どもと離れていると触れたり抱いたりできないことが寂しい	3.08 → 1.87
〈NICU 群〉	
子どもと離れているといろいろなことが気になる	3.54 → 1.83
子どもと離れていると触れたり抱いたりできないことが寂しい	3.68 → 1.43

室に移行，また，授乳や沐浴などのケアは児のペースに合わせて柔軟に対応するといったように，医療的ケアが大きく変化したあとに行った調査である。つまり子どもが常にそばにいるという状況においては，分離という体験に寂しさや子どもが気になるという感情体験をともなうことのほうが，中核母親愛着を規定するというように変化したと考えられる。

5）マタニティブルーズと母親愛着に与える影響因

今回の因子構造をもとに，あらためてパス解析を行った。その結果 1995 年時の調査結果と同様に，マタニティブルーズの高さは，中核母親愛着の低さ（－.30，$p < 0.01$），子どもへの不安の高さ（.39，$p < 0.001$）と関連しており，マタニティブルーズへの予防的取り組みが親と子の関係のはじまりを支援するうえで，重要であることがあらためて裏付けられた。吉田（2005）は，産

表 3-10　産褥期の母親愛着尺度の因子負荷量（2006 年調査）

	No.　内容	I	II
	第１因子：中核母親愛着		
	11．子どものことをたまらなくいとおしいと思う	0.746	-0.018
	2．子どものそばにいると安心する	0.692	0.126
	9．子どもを見ると，触れたり抱き上げたくなる	0.691	-0.068
	1．子どもとのかかわりが楽しみである	0.686	0.137
	18．子どもと離れていると，触れたり抱いたりしてやれないことを寂しく思う	0.662	0.149
	8．子どものためなら何でもしてやれる気がする	0.64	0.333
	19．子どもの身の回りの世話が楽しい	0.634	-0.119
†	4．子どもにあまり興味がもてない	-0.589	0.22
	5．子どもに話しかけながら接している	0.448	-0.066
†	6．子どもがかわいく思えない	-0.44	0.236
	7．子どもと離れていると，子どものいろいろなことが気にかかる	0.375	0.182
	第２因子：子どもへの不安		
	17．子どもに何をしてやればいいか分からず，戸惑うことがある	-0.05	0.679
	3．これからのことを考えると，うまく育てられるかどうか不安である	-0.082	0.658
	12．子どもとどうかかわってよいか分からない	-0.306	0.613
	16．子どもを抱くと壊れてしまいそうな気がする	0.018	0.589
	10．子どもに触れるのがこわい気がする	0.231	0.552
	13．自分の子どもという実感がわかない	-0.268	0.477
	14．子どもが病気にならないかと不安である	0.207	0.385
	15．もっと子どもにしてやることがあるような気がする	0.288	0.373
	寄与率	0.641	0.373

†……逆転項目

後うつ病は母子保健システムを利用することで，有効な支援を実施していける可能性があることを指摘しているが，こうした親子の出会いを取り巻く環境を改善していくことも，マタニティブルーズといった初期の抑うつ状態を予防し，母親の子どもへの愛着を促すことにつながることが示唆されたのではないだろうか。

産褥期母親愛着質問紙（PMAS）

お母さん自身が質問項目のように感じたり，行動したりすることがどれくらいあるかをおたずねします。それぞれ当てはまると思うところに○をうってください

「1　まったくあてはまらない」「2　あまりあてはまらない」「3　だいたいあてはまる」「4　よくあてはまる」の4段階で評定してください。

	まったくあてはまらない	あまりあてはまらない	だいたいあてはまる	よくあてはまる
1．子どもとのかかわりが楽しみである	1・	2・	3・	4
2．子どものそばにいると安心する	1・	2・	3・	4
3．これからのことを考えると，うまく育てられるかどうか不安である	1・	2・	3・	4
4．子どもにあまり興味がもてない（†）	1・	2・	3・	4
5．子どもに話しかけながら接している	1・	2・	3・	4
6．子どもがかわいく思えない（†）	1・	2・	3・	4
7．子どもと離れていると，子どものいろいろなことが気にかかる	1・	2・	3・	4
8．子どものためなら何でもしてやれる気がする	1・	2・	3・	4

9．子どもを見ると，触れたり抱き上げたくなる	1・2・3・4
10．子どもに触れるのがこわい気がする	1・2・3・4
11．子どものことをたまらなくいとおしいと思う	1・2・3・4
12．子どもとどうかかわってよいか分からない	1・2・3・4
13．自分の子どもという実感がわかない	1・2・3・4
14．子どもが病気にならないかと不安である	1・2・3・4
15．もっと子どもにしてやることがあるような気がする	1・2・3・4
16．子どもを抱くと壊れてしまいそうな気がする	1・2・3・4
17．子どもに何をしてやればいいか分からず，戸惑うことがある	1・2・3・4
18．子どもと離れていると，触れたり抱いたりしてやれないことを寂しく思う	1・2・3・4
19．子どもの身の回りの世話が楽しい	1・2・3・4

†……逆転項目

※「産褥期母親愛着質問紙」の使用を希望される方は，遠見書房（tomi@tomishobo.com）までご一報ください。現場でのニーズをご教示いただけるとありがたいです。（著者）

第4章

周産期医療における親子の関係性への支援

1．NICUにおける関係性支援の試み

1970年代から，早期の分離体験が虐待や無視などの原因になる（Klein & Stern, 1971）と報告され，分娩直後の母子接触の重要性が指摘されてきた（Klaus & Kenell, 1970)。Klaus & Kennell (1970)は，低出生体重児の母親を早期接触群（１～５日目でNICUに入り，子どもに手を触れ世話をする）と晩期接触群（21日間は，NICUの窓から見るだけで中にはいれない）に分け，退院直前と１カ月後の母親の授乳行動を検討した結果，早期接触群のほうが，授乳時に子どもを見つめ，顔を合わす時間が長いと報告し，できるだけ早期に親と子を接触させることが重要であることを指摘した。一方で，Leiferら（1973）は，正常児群（入院中の母子分離が２～３日）と，低出生体重児群（母子分離３～12週）では，母親の微笑みかけと抱きしめる行動に有意差はあったものの，母親行動の差はみられなかったと報告している。現在では，母子の分離体験そのものだけによって愛着形成が阻害されることはない（Egeland & Vaughn, 1981; Levy-Shiff et al, 1989; Rode et al, 1981）と考えられている。Halesら（1977）は，出産後の母親の皮膚接触を，出産直後に行った群，12時間目に行った群，まったく行わなかった群を比較したところ，生後36時間目の愛着行動（顔を合わせ

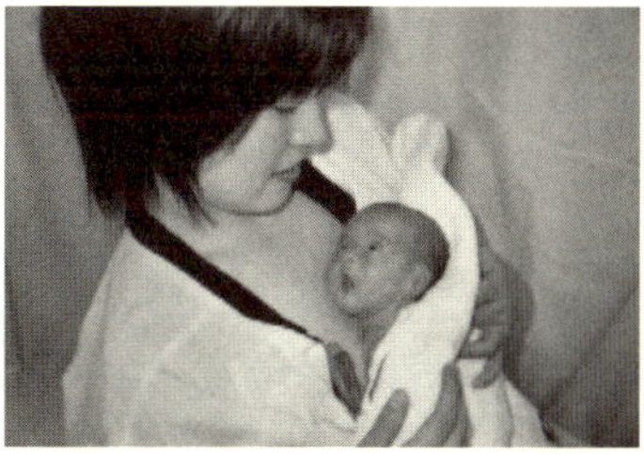

図 4-1　修正在胎 33 週頃のカンガルーケアの様子　赤ちゃんがお母さんと確かに交流しようとしていることがみてとれる

る，赤ちゃんを眺める，かわいがる，微笑みかけるなど）に有意差が認められることを報告した。また，NICU に母親が面会に来る回数によって母親の養育障害に起因する問題（育児放棄や虐待など）の発生頻度が異なるという報告（Fanaroff et al, 1972）や，極低出生体重児の母親を対象に子どもとの皮膚接触を早期に行った結果，母親の育児への自信と子どもの行動の安定が認められた（Whitelaw et al, 1988）といった報告が相次ぎ，早期の親子の接触をうながすことが，母親の精神的安定や，子どもとの関係を築いていくためには有効であるという考え方が広まってきた。1990 年代には，保育器に入った状態であっても，赤ちゃんの状態が落ち着いていればおむつだけの赤ちゃんを，裸のお母さんやお父さんの胸の中で抱っこしてもらいケアをするという，カンガルーケア（skin-to-skin care; 堀内，1997; 堀内ほか，2006）が日本でも導入され，現在ではほとんどの施設で自然に行われるようになってきた（図 4-1 とコラム（p.134）参照）。もともと南米のコロンビアで保育器不足から始められたこの方法は，赤ちゃんの体温が保たれ，呼吸も安定するなど生理学的な効果に加え，親子の愛着形成にも効果的であることが報告されたことから，欧米から広まっていったケアである。カンガルーケアの導入により，1,000 g

未満で生まれた超低出生体重児だと，保育器を出るまでに数カ月を要し，そこからようやく抱っこができていた状態から，早いと数日〜数週間で親が赤ちゃんを抱っこし，そして数時間，ただときを一緒に過ごすことも可能になってきた。Feldman ら（2002）は，カンガルーケアを実施した群は，実施しなかった群に比べて母子の肯定的相互作用が多く，母親は，児に接触したり見たりする行動が多く，赤ちゃんに対して肯定的感情を示し，児の発する信号に合わせる傾向がみられ，母親の抑うつの程度が低いことを報告している。また，母子の関係性の発達を促し（永田，1998），子どもへの愛着が増加する（笹本ほか，2004）など，母親の精神状態や，母子の関係性を促すことに有効性が認められることが実証されてきた。一方で，カンガルーケアをしさえすればいいというものではなく，スタッフのしっかりとした見守りの中，親の感じる不安を受けとめ，赤ちゃんの状態も確認しながら安全に行えて初めて，親と子のかかわりを支えることができることは忘れてはならない。

その他，早期の親子の接触を促すタッチケアや，子どもの発達への配慮（デベロップメンタルケア；Als et al, 1986）が 1990 年代後半から各地の NICU をはじめとした周産母子センターで導入されるようになり，その効果が検討されつつある。デベロップメンタルケアとは，赤ちゃんの成長・発達を手助けするために，赤ちゃんの反応に合わせて，できる限りストレスを減らしながらケアをすることを総括的に指し，具体的には子宮環境に近い肢位をとらせる（ポジショニング），病室での光環境や音刺激から児を保護するために遮光や防音を行う，痛みなどのケアを調整し安静時間を確保するなどがある。そうした子どもへの発達支援は，家族の子どもへのかかわりを引き出すことにつながることが指摘されてきており，周産母子センターでのケアは “Disabilities-focused approach" から, "Patient-family-centered intervention" に変わりつつある。こうした流れの中で，これまでの子どもの治療優先・救命を主眼においた治療から，現在では，親子関係への支援や，子どもの発達の保障までを治療の柱のひとつにおいた取り組みが行われるようになってきた。

1990 年代まで日本においては，子どもの治療を優先させることと，感染上の理由から，多くの施設の面会時間は一日数時間程度に限られていた。両親が自分の意思や状況に応じて面会に訪れ，自然な状態の中で自分の子どもと会い，接触をすることは保障されていなかった。現在も面会時間が限られているところが多い一方で，2000 年ごろから，日本においても 24 時間面会を導入する施設が増え，両親の自由な時間に，好きな時間だけ周産母子センター内で子どもに面会できるようになってきている。実際，梅崎（2001）は，24 時間面会の導入で，父親および両親での面会回数が増えたことを報告し，そのことがそのまま夫婦関係や，親子関係への支援とつながることを示唆している。親子の関係性や発達への支援が複合的に行われるようになってきており（側島，2002），その中で，家族の心理的ケアを専門的に担う心理専門職の活動が注目されてきた。

2．周産期のこころのケア

NICU の中にいて，入院児と家族の心理的ケアを行う心理専門職の存在は，ヨーロッパの文献等にも散見される（Brochard, 1990; Panagl et al, 2005）が，日本では 1989 年に始まり，事例検討や情報交換を継続的に行っている周産期心理士ネットワークの活動を土台に独自の発展を遂げてきた（橋本，1996；丹羽，2012)。その後，臨床心理士の働きとその必要性は，学会等を通して多くの医療関係者に知られるようになり，2005 年では 33 施設であった周産期医療施設での臨床心理士の活動（橋本ほか，2006）が，2016 年現在では 103 施設に広がっていることが報告されている（永田, 2016)。橋本（2006）は NICU で活動する臨床心理士の基本的なスタンスとして，① NICU の中に日常的にいて，クベースサイド（保育器の傍ら）で赤ちゃんと両親に会うことを大切にし，必要に応じて面接室にて両親との面接を行う，②赤ちゃん，家族と「ともにいる」こと，思いを「聴く」ことを大切にする，③出生前から，NICU 入院中を経て，退院後のフォローまで，赤ちゃんが亡くなってしまった場合をも含めて，継続した心理的ケアを目指す，④ NICU に「こころの視点」を提供し，医療スタッフと協働することを挙げている。

１）周産期医療の場で出会う

周産期における心理士の活動は, 何らかの問題意識を抱えて（あるいは依頼をされて)，心理士のもとを訪れた方と治療契約を結び, 決まった時間, 決まった場所で面接を行うというやり方を取らない。多くの場合，心理士は, NICU をはじめとした周産母子センターの中にいて，うろうろし，入院した赤ちゃんにまずは出会う。赤ちゃんに声をかけ，赤ちゃんから伝わってくるメッセージにこころをそらさず，そこにいることから始まる（橋本，2011)。そして赤ちゃんと出会ったあと（スタッフに状況を確認して), 面会にくるご両親と出会っていく。家族だけが対象ではなく，目の前にいる赤ちゃんと，その赤ちゃんに出会う家族が対象であり，赤ちゃんがいる場で家族と出会っていく。赤ちゃんの様子を見ながら，赤ちゃんから感じるメッセージを一緒に読み取りながら，そこに“いる”ことから始まるケアであり，特別多くの言葉を交わすわけではない。また，親自身の内面を積極的に扱うこともしないし，情報を収集することもしない。まずは子どもの傍らでたたずんでいるご両親にそっと声をかけ，一緒に赤ちゃんの姿を見つめ，そこで湧き起こってくる感情をともにし，ポツリポツリと語られる言葉を受けとめていく。そこで意図しているのは，現実に圧倒されながら，受けとめようと必死に踏ん張っている家族に，できるだけ侵襲的にならないように寄り添い，家族が目の前にいる赤ちゃんと出会うことを支える器として機能していくことである。必要に応じて別室で面接をすることもあるが，無理に誘うことはせず，タイミングもご家族に合わせて柔軟に対応していく。スタッフの一人として，周産期医療の場の中で出会い，赤ちゃんと出会う家族を支えていくことが主な活動となる。

2）さまざまな感情を抱える "器" として機能する

出産前後の不安定になりやすい時期に，未熟で反応がはっきりしない赤ちゃんと一緒にいることはいろいろな思いを揺さぶられる。妊娠・出産が予期せぬ形となり，戸惑いや不安，母親としての傷つきを感じることはごく自然な感情であろう。痛々しい赤ちゃんの姿を目の前にして，先の見えない怖さを感じ，赤ちゃんに触れることすら躊躇してしまうのも当たり前のことでもある。しかし，母親としての自分に対して不確かさを感じていたり，赤ちゃんに対してネガティブの思いを抱いたりすることは罪障感をともないやすく，赤ちゃんの治療やケアに直接携わる医療スタッフに対しては吐き出しにくい（図 4-2)。多くの家族は，そのときそのときにさまざまな思いを抱きながら，家族と，医療スタッフからのサポート，何よりも赤ちゃんの成長に支えられて，その時期を乗り越えていく。しかし，語られない思いは，心の中に沈滞し，その後，子どもと関係を築いていく過程の中で，影を落としてしまうこともあるのである。

心理士は，赤ちゃんの傍らで，両親に寄り添い，家族の思いに

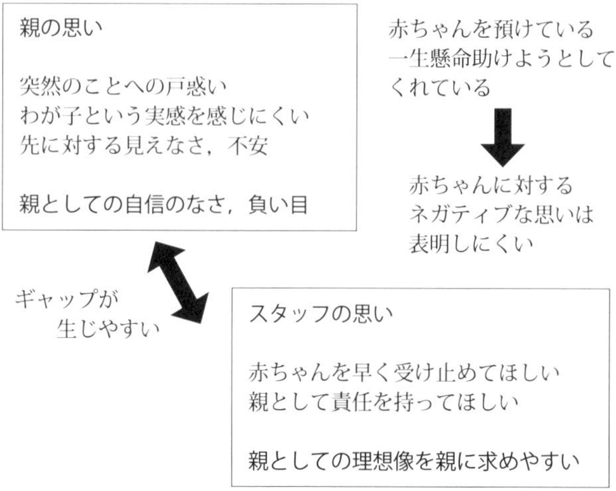
親の思い
突然のことへの戸惑い
わが子という実感を感じにくい
先に対する見えなさ，不安
親としての自信のなさ，負い目
赤ちゃんを預けている
一生懸命助けようとして
くれている
赤ちゃんに対する
ネガティブな思いは
表明しにくい
ギャップが
生じやすい
スタッフの思い
赤ちゃんを早く受け止めてほしい
親として責任を持ってほしい
親としての理想像を親に求めやすい

図 4-2　親とスタッフの間で起こってくること

心を傾けつつ，目の前の赤ちゃんの姿を一緒に読み取ったり，何気ない言葉をかわしたりしていく。赤ちゃんの状態にも影響されながら，そのときどきでポツリポツリと語られるさまざまな感情を“あって当然のもの”として，ひたすら聴いていくことで，揺れる思いを抱える“器”として機能していくことを意図している。また，赤ちゃんを一緒に見つめる中で，両親に赤ちゃんの微妙な反応や動きの読み取りを促し，共有していくことで，子どもとのやりとりを支えいく。ときに厳しい医学的説明の場に同席したり，別室での面接を行ったりもするが，家族のペースを大事にしながら，親子のやりとりの中で起こってくることへの支援を行っていく。

3）スタッフのケア

子どもを預かる立場でもある周産母子センターでは，両親に対して当たり前のように出生直後から，その子自身全ての状態の受け入れと，親としての役割を要求してしまうことが多い。医療スタッフも，赤ちゃんの姿にさまざまな思いを揺さぶられ，無意識に，頑張る親や，明るい家族を求めてしまったり，赤ちゃんに同一化して，親に対して怒りを感じたり，ネガティブな感情を喚起されたりすることも起こってくる。そうした雰囲気を微妙に感じ取った両親は，心によろいを纏（まと）い，頑張る親を演じたり，逆に面会から足が遠のいてしまったりすることもあるかもしれない。特にNICUではすべての赤ちゃんが元気に健康な状態で退院するわけではなく，経過の中で状態が急変し，亡くなってしまう赤ちゃんもいれば，疾患や重度の障害を抱えて生きていかなければならない赤ちゃんも存在する。治療をどこまでするのか，赤ちゃんと家族にとって最善の形をどう考えるのか，スタッフ一人一人にとっても自分の価値観を揺さぶられる連続となる。自分が赤ちゃんの命に対して無力であることを突きつけられると同時に，ケアの仕方一つ一つで状態が変わり，触れるだけでもアラームが鳴ってしまうなど，「さじ加減ひとつ」で赤ちゃんの命が左右されてしまうかのような状況の中で，医療者も傷つき，葛藤を抱えることになる（永田，2014）。周産母子センターという場の中で，どういった力動が生じてきているのかを心理学的に理解しながら，両親の思いを通訳して他のスタッフに伝え，橋渡しをすること，スタッフの一員としてその場にいることで，その時々に揺れるスタッフのこころのケアを担い，場自体を支えていくことも必要なこととなってくる。

４）場のケア

周産期のこころのケアは，妊娠・出産にまつわるさまざまな傷つきを，そのとき，その場で扱いながら，親子関係が少しずつ築かれていくプロセスに寄り添い支え，周産期のリスク因が，その後の親子関係のリスクと結びつかないように予防的に介入することだといえる。周産母子センターでの親と子の関係性が築かれる過程は親の傷つきがいやされる過程と，子どもが発達し育っていく過程とがお互いに影響しながら進んでいく。つまり，親の傷つきを癒していくこと，子どもの発達や反応をうながしていくこと，そして親子がゆったりと過ごせる環境を整えていくことの３つの要因が有機的に作用しあい，周産母子センター全体が親子を抱える環境として，機能することで，はじめて親子の関係が築かれていく過程を支えていくことができる（橋本，2002;永田，2005a)。永田（2006）は，臨床心理士がNICUに参画することは，思いもよらぬ事態に遭遇した両親が，自分のこころの内を探りながら，目の前にいる赤ちゃんと関係を育み，歩んでいくそのプロセスに寄り添い支えていくと同時に，救命の場であったNICUという場に“こころ”の視点を取り入れ，NICU全体が親子を抱える環境（holding environment）として機能していくように場を整えていくことにつながっていくのではないかと指摘している。医師が赤ちゃんの治療を行うことで赤ちゃんの生命を支え，看護スタッフがケアを行うことで子どもや家族の安定を支え，コメディカルスタッフが赤ちゃんの発達や家族の現実的な生活を支えてはじめて可能となってくるアプローチでもある。周産期母子医療センター内に赤ちゃんの治療にたずさわらない，また“聴く”ことの専門家が”いる”ことは，家族の心理的状況のアセスメントを行いながら，必要なタイミングで必要な心理的支援を，スタッフとともに行っていくことができる場を整えていくことにつながっていく。

５）フォローアップ

もう一つの大事な活動は，フォローアップの中での発達支援・

育児支援である。現在，発達・知能検査の場面を中心に，フォローアップの場にもかかわっている心理士も少なくない。発達をアセスメントするということを目的としているが，それはただ心理検査を行い評価をするということではない。検査場面を通した親子のやりとりの様子，子どもの課題への取り組みの様子，検査を行うことで触発される親の思いなど，さまざまな側面から親子を理解していく。検査という場面を通して，またそのフィードバックの場面をとおして親に子どもの理解を促し，かかわりのコツを共有し，今後の支援に結び付けていくことを行っているのである。発達の節目や，子どもが成長していく過程で何か課題にぶつかったとき，何年たっても，親の心の中には，周産期のときに感じた思いがよみがえってくるようである。石川ら（2016）は，NICUの中に入っている「NICU 介入群」の心理士の方が，外来のみでかかわる心理士よりも，発達検査を行うフォローアップ外来の場で，有意に「子の発達に関する相談」「親の出産にまつわる思いについての相談」が多くされていることを明らかにしている。心理検査を行うだけであれば点でのかかわりでも可能かもしれないが，それを発達支援・育児支援につなげていくのであれば，親子の歩んできた道のりを共有し，成長の過程を把握している心理士だからこそ，できることも多いのではないだろうか。

3．周産期医療における心理士の役割

山田ら（2006）は，NICU に入院中または入院していたことのある家族を対象に心理的ケアに関するアンケート調査を行い，“NICU に心理的ケアを担う専門スタッフがいることを望みますか”という設問に対して回答のあった 92 名全員が“望む”という回答であったことを報告している。家族が望む心理的ケアの内容は，産科入院中から，退院後までの長期的なケアであり，特に出

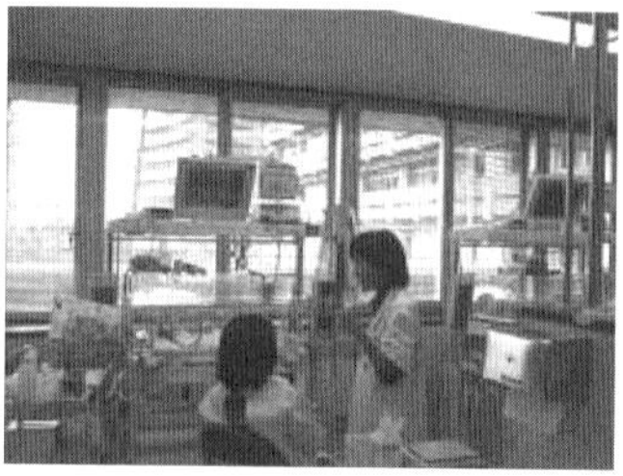

図 4-3　NICU での心理臨床

産直後は，心理的に不安定な状況で，自分から声をかけることができないということ，また医療スタッフにはマイナスの思いを伝えにくいことが明らかにされた。“NICU にいつでもいて，さりげなく，そっと寄り添いながら”という自然な形でのケアを家族は望んでおり，医療スタッフから特別な依頼がなくても，赤ちゃんのベッドサイドや状況に応じて面接室で話を聞いてもらえるかかわり方を多くの家族が希望していた。また，全国の総合周産期母子医療センターをはじめとする，NICU を主とした新生児施設長および看護師長へのアンケート調査からは，両親の心理的サポートや医療者ではない立場からの親子の支援（竹内ほか, 2001）が期待されていただけではなく，NICU にさりげなく“いる（being）”ことを通した“場”そのものへのかかわりが望まれており，“NICU 内での多様な対象への自然で柔軟なこころのケア”が求められていた（山田ほか，2006；表 4-1）。

一方で，母親や家族の心のケアに関与するスタッフが，NIUC に配置されている施設は，2005 年の調査では，社会保険認可 NICU 病床数が 9 床以上の施設では，29 施設（45％），NICU 9 床未満では，8 施設のみ（14％）であり（山田ほか，2006），2009 年でも，総合周産期母子医療センター専属として常勤で勤務している臨床心理士がいる施設はわずか 2 施設であった。しかし，2010 年 1

表 4-1　臨床心理士に求められる役割（山田ほか，2006）

a．	NICU 入院中の赤ちゃんの精神発達査定と発達援助
b．	家族のパーソナリティと心理的状態に関する査定
c．	家族への心理面接
d．	赤ちゃんと家族の関係に関する査定
e．	赤ちゃんと家族の関係を育むサポート
f．	困難なケースに関するスタッフへの助言とサポート
g．	個々のスタッフへの心理的サポート
h．	医療従事者と家族の関係を含む，場の力動関係に関する査定
i．	家族への医師の説明場面への同席とフォロー
j．	心理社会的な困難さをもつ家族へのアプローチ
k．	障害の残る可能性のある赤ちゃんと家族へのアプローチ
l．	亡くなっていく赤ちゃんと家族へのアプローチ
m．	NICU を退院した家族への心理的フォローアップ
n．	その他

月に周産期医療体制整備指針が改定され，総合周産期母子医療センターの確保に努める職員として「臨床心理士等の臨床心理技術者」が明記された。2016 年に筆者が行った全国調査では 73.6％の周産母子センターが心理士をスタッフとしていると回答しており（永田，2016），急速にその活動の場が広がってきている。一方で，今後は，臨床心理士の役割や，地位を明確に位置づけ，フォローアップを含めて長期的な支援ができる体制を確立と，専門性の高い心理士の養成が急務となってきているのではないだろうか。

4．心理士と家族の出会いと支援

赤ちゃんとの関係を築いていくプロセスは，想像していた妊娠・出産や，元気な赤ちゃんを喪失するといったグリーフワークと目の前にいる赤ちゃんとの関係を築いていく過程が同時に起こることになる。出産にまつわる罪障感・悲しみ・悔しさなどを安心して表出し得る場所を提供し，それを“人”として自然な反応であることを説明し，支えること，そして一緒に赤ちゃんの様子を見つめながら，微妙な子どもの反応や行動に注意を促し，その意味の読み取りを共有したり，誤解を訂正したりしながら，赤ちゃんと“いる”ことを支えることなどは，親の子の関係が育まれていくプロセスを支える“器”として機能していくことにつながっていく。周囲からしっかりとサポートを受け，これまでの体験の中で感じてきたいろいろな思いを自分のこころのうちにきちんと整理できている方の場合，子どもが発達していくことで，その姿に支えられ，傷つきを癒し，ゆったりと赤ちゃんとかかわれるようになっていく。また赤ちゃんも，そうした親からのかかわりに支えられることで，状態が安定し，落ち着き，より発達をとげていく。親と子それぞれがお互いに影響しあいながら，親が親として育ち，子どもが発達し，やりとりがより相互的なものへと発展していく。

ここでは，筆者が，出産前からかかわった低出生体重児の母親の心理状態を子どもとの関係に焦点をあてて報告することで，親と子の関係が育まれていくプロセスを提示するとともに，心理士か家族とどう出会い，心理的援助を行っているかについて記述していく。なお，事例の経過を損なわない程度に変更を加え，ご家族より了承を得ていることを明記しておく。

１）事例をとおして

Ｆさん，女性，33 歳，経産婦

第１子を２年前に正常正期産で出産。第２子を自然妊娠するが，妊娠初期より出血や切迫流産を体験し，経過を慎重にフォローされていた。在胎 22 週１日の定期健診で，切迫早産の可能性を指摘され，そのまま産科病棟に入院となった。安静度が高く，ほぼ寝たきりの状態が続いていた。筆者は定期的に産科病棟をラウンドし，産科での入院が長期におよんでいたり，赤ちゃんがNICUに入院となる可能性が高いお母さんを中心に声をかけていた。Ｆさんが入院して３週間目，在胎25週のときに産科の病室を訪問となったが，その前の日に，Ｆさんは破水し，早産の可能性がかなり高いものとなってきたことを産科助産師より事前に説明を受けていた。入室後，ベッドで横たわっているＦさんに，自分が周産期母子医療センターの心理士であること，産科の入院が長期になってきた方みなさんに声をかけていることをお話しし，〈急に入院となったと聞いているし，入院も長くなってきているけれど？〉と声をかけると，表情は暗く，ポツリポツリと語り始めた。まだ２歳になったばかりの第１子を置いて急に入院となったことへの戸惑いと不安や，寝たきりの状況のつらさを語り，涙を流した。また，「（自分が）がんばらないとおなかの子が生まれてしまう」という説明を受けており，早産で生まれてくるかもしれない，もしそうなったとしたら，どんな後遺症が残るのか分からないという怖さとの狭間で，受けとめ切れなさが強く，精神的にも不安定な状態が続いていることがうかがわれた。自分のことと第１子のことで精一杯である印象を受けたが，〈おなかの赤ちゃんはどう？〉と尋ねると，「破水してしまったのに，この子は不思議と元気で……」とおなかに手をやり，やさしい表情を浮かべた。毎週，病室に顔をだすことを提案すると，「お願いします」と力強くうなずかれ，同じ週の同じ時間頃に，訪問する約束をして，退室した。

その後，在胎27週に入り，赤ちゃんの状態が急変し，胎児仮死が疑われたため，全身麻酔下での緊急帝王切開となった。赤ちゃんは出生体重800 g台の超低出生体重児で生まれ，すぐにNICUに入院となった。赤ちゃんは重症仮死で生まれ，生命的にも厳しい状態が数日間続いた。産後３日目に，Ｆさんの赤ちゃんにNICU

で会ってから産科病室を筆者が訪問した。〈赤ちゃんに会ってきたけど，力がある子のように感じた〉と伝えるとＦさんはただため息を漏らし，途中より号泣した。「なんだか分からない間に出産となり，産んだという実感がない」こと，「(夫に，赤ちゃんの様子を）ビデオで見せてもらったとき，思ったより赤ちゃんの形をしていたけれど，あれで本当に赤ちゃんが生きていけるのか不安」と訴えて涙し，途中から言葉にならなかった。しばらくの沈黙のあと,「自分が寝たきりの状態から抜け出したいと思ったから早く生まれたのでは」「すべて自分が悪かったのではないか」とポツリと漏らし，せきをきったかのように赤ちゃんに対する罪障感，先の不安，赤ちゃんが亡くなってしまうのではないかという怖さを混乱したように話していった。しばらくの沈黙の後，同じ状況になった他のお母さんも同じ思いを話されること，赤ちゃんができるだけおなかにいることができるようにＦさんなりに頑張っていたことを私は知っているし，赤ちゃんは，自分で生まれる時期を決めてくるのだと思うと伝えると，涙を流した。

その夕方，Ｆさんは夫とともにNICUで赤ちゃんと初めて面会をした。保育器ごしに赤ちゃんを遠巻きに眺め，看護師にうながされても赤ちゃんに触ることができず，ただ涙を流していた。その後，ＦさんがNICUに赤ちゃんの面会にきたときに，タイミングをみて声をかけていった。挨拶のときもあれば，一緒に赤ちゃんを見つめながら，一言二言言葉を交わすだけのときもあった。筆者が保育器の傍らで声をかけると，保育器の赤ちゃんを見ては涙を流し，「ちいさいですよね」「この子の姿を見るとつらく，かわいそうで涙が出てしまう」と言葉少なく語り，少し距離を置いた形で赤ちゃんの様子を眺めていた。筆者はあまりＦさんにとって侵入的にならないようにそうしたＦさんの傍らでそっと寄り添いながら，10分ほどで退室することの多いＦさんがNICUの場にいることを支えていった。産後２週間して，NICU へ面会にきたＦさんに声をかけて，別室での面接に誘うと，「よろしくお願いします」と頭を下げ，NICU に隣接されている面談室に移動となった。しばらくの沈黙のあと，筆者が〈どう？〉と聞くと，「やはりつらい」「しんどい」「自分が会いに来ると必ず（赤ちゃんの）調子が悪くなり，自分が会いにきたせいではないかと思う」「あまりそばにいるとつらいから，少しだけ顔をみて……。母としてできることもない」と涙した。〈つらいのは当たり前の思い〉と伝え，言葉にならないＦさんの思いを受けとめながらその場に居続けた。しばらくの沈黙のあと，Ｆさんは泣いていた顔をふとあげ，「最初に触ったとき，あの子が手を動かしたんです……」と語った。〈そう〉とうなずくと，自分に確認していくような口調で「あの子は生きようとしていて，それは紛れもない事実」「最初は骨と皮ばかりで，どうしていいか分からなかったけど……今，少しだけどかわいいと思えるようになった」と話していった。話を聴きながら，母の中で赤ちゃんに対する気持ちが動き始めていることを感じ，どの思いもごく自然な感情であること，焦らず，自分の気持ちを押し込めず少しずつ目の前の赤ちゃんとやっていけばいいことを伝えていった。一緒に妊娠中の思いを振り返る中で，ちょっとしたおなかのなかの赤ちゃんの動きやハリが不安だったり，急に入院となったことで受けとめきれなかったりしたという心情を語った後，「あのときは，あのときで私は精一杯だった」と涙した。

その後，医療スタッフとのカンファレンスの中で，Ｆさんが参加できる範囲でのケアを導入することを検討してもらった。口腔ケアや，体拭きなどのケアが始まり，Ｆさんは赤ちゃんのケアに積極的に参加するようになった。赤ちゃんは生後４週に頭部エコーで脳室周囲白室軟化症（Periventricular Leukomalacia；以下 PVL とする）が疑われた。PVL は将来的に，脳性まひなどの神経学的後遺症が残ることの可能性が否定できず，スタッフでのカンファレンスの結果，落ち着いてようやく赤ちゃんとかかわれるようになったＦさんの心理的な状態を考慮し，両親への医学的説明は，正式な結果がでて，心理士同席のうえで両親に行うこととなった。それと前後して，保育器に入っている状態で，おむつだけの赤ちゃんをお母さんの裸の胸の中で抱っこしてもらうカンガルーケアが開始となった。最初は抱っこしているときに，状態が悪くなるのではないかと不安を漏らし，カンガルーケア中にも緊張した様子だったが，何度かカンガルーケアを体験し，またそのときには心理士が傍らについて声をかけたり，担当看護師が見守るように心がけていく中で，Ｆさんはゆったりと赤ちゃんとの時間を過ごせるようになっていった。カンガルーケアを落ち着いてできるようになり，１時間も２時間も一緒に赤ちゃんと過ごすようになってきたころから，週２～３回程度であった面会回数や，面会時間も増えていき，表情が穏やかになっていった。面会時に居合わせたら必ず声をかける心理士に「やっぱりかわいい」「やっと自分の子という実感がわいてきたかもしれない」と赤ちゃんの姿を一緒に共有し，笑顔で話すようになった。赤ちゃんの状態が落ち着かなかったり，未熟児網膜症の治療が必要になったりしたときなどに涙をするときもあるものの，赤ちゃんのちょっとした動きや反応を筆者に教えてくれるようになり，少しずつ，赤ちゃんの様子を上手に読み取る形での声かけに変わっていった。生後6週目に心理士が同席のうえ，両親に主治医からPVLが疑われること，障害が残る可能性があることが伝えられた。Ｆさんは号泣し，「自分が小さく産んだせいではないか」という罪障感を訴えられるが，主治医からの医学的説明の後も，NICUに面会に入室し，「目の前にいるこの子は，この子で変わらない」とポツリと語った。

退院前に，赤ちゃんを抱っこしている横で声をかけると，「健常だったらいいけど，そうではない。この子がどう成長していくのか分からない分，その先どうなるのだろうと思う。それでなくても，ほかの子に比べて半年スタートラインが遅れていて，この子の場合は，もっと現実は厳しいかもしれないと思う」と話しながら，抱っこしている赤ちゃんの顔をふとのぞき，少し表情が緩んだ赤ちゃんの顔をみて，お互いに顔を見合わせ表情が和らいだ。「こんな話をしていると，何を言っているんだ，僕は僕だとこの子は思っているのかもしれない」「大丈夫だと思う。ゆっくりやっていきます」と自分に確認するかのように，筆者の顔をみてうなずいた。退院後も外来受診時に心理面接を継続して行ったが，早期から療育にも通い，穏やかな母子関係を築いていった。

２）NICU に“いる”ことの意味

この事例は，母と治療契約を結び，決まった時間，決まった場所で面接を行ったのではない。NICU という場で，赤ちゃんと面会しているお母さんの傍らで，赤ちゃんの様子を見ながら話をきいていったプロセスである。従来の心理療法（カウンセリング）は，問題意識をもって相談室を訪れたクライエントに対して，治療契約を結び，時間や場所など構造化された環境の中で定期的に面接を行っていくが，周産期の場において，また赤ちゃんが何らかの疾患を抱えている（あるいは可能性がある）という危機的な状況にある場合，親が意識的に援助を求めることは難しい。筆者が行ったのは，目の前にいる子どもとの出会いを支え，親と子の関係が育まれていくプロセスを焦らず見守り続けていきながら，周産期の場と空間全体を抱えていくことであった。

この母親は，出産前から予期しない妊娠経過と，入院という事態に戸惑いを感じており，出産前から抑うつ気分や，涙もろさ，先の見通しのもてなさを訴えていた。出産後も，精神的・身体的な回復に時間がかかり，強い自責感や，希望喪失を訴えた。出生後数日たってようやく子どもとの初めての面会となったが，さまざまな機械がつけられガラスの保育器の中で横たわっている子どもの姿に，ショックを受けており，産科病棟では，不眠や食欲の低下が観察されている。診断面接を行ったわけではないため断言できないが，抑うつ状態に陥っていたのではないかと考えられる。また子どもとの関係は，出産後しばらくは距離を置いたものであり，積極的に子どもとのかかわりに参加したり，子どもの反応の肯定的な読み取りを行ったりすることが少なかった。出産後１カ月ごろまでは表情も乏しく，精神的な不安定さが認められており，子どもに対しての愛着も十分に育ってはいなかった。しかし，子どもの状態が急性期を過ぎ，カンガルーケアなど子どものケアに参加する機会が増えてきたことと並行して，少しずつ精神的に落ち着いていった様子が観察された。実際の面会時の様子も，子どもの体をなでたり，声をかけたりという行動が増えていった。スタッフも，母の子どもへのかかわりをさりげなく支え，できるケアから母親に参加してもらえるよう対応の工夫を行っていった。赤ちゃんが育ちうる存在であることが母親の中で実感として受けとめられるようになってくるのと並行して，「かわいい」「自分の子どもという実感がわいてきた」という言葉が発せられるようになっていった。心理士は，赤ちゃんの状態によっては揺れ動く母親の思いをそのときそのときで受けとめていくとともに，カンファレンスや病棟内でのスタッフとの会話の中で，母の心理的状態について感じていることをフィードバックし，スタッフと共有することで親子を支えていった。親と子の関係が築かれ，親なりの読み取りが子どもとできるようになった段階で，子どもの神経学的予後が厳しいという医学的説明がなされたが，子どもとの関係は壊れることはなく，安定した相互交流を子どもとの間で行い，退院となっていった。もし，親と目の前にいる赤ちゃんとの関係ができる前に，告知がされていたとしたら，疾患や障害のイメージが先行し，赤ちゃんとの関係が築かれていくプロセスはもっとゆっくりとしたものとなっていたかもしれないと感じている。NICUをはじめとした周産母子センターでのこころのケアは，心理士一人が担うものではなく，スタッフとともに，場として親と子と支え，周産母子センター全体が抱える器として機能することではじめて可能となってくるといえるのではないだろうか。

カンガルーケア

現在，カンガルーケアは「赤ちゃんが中心である（Baby-centeres care）」という原則で，安全面に対する最大限の配慮のもとで実施することが推奨されている。2008年のカンガルーケアミーティングでの検討をもとに，ガイドライン（下）が設定されている（詳しくは，http://square.umin.ac.jp/kmcgl/ ［2017年6月1日閲覧］）。

カンガルーケア・ガイドライン

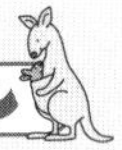

トピック① 全身状態が落ち着いた低出生体重児に対する「カンガルーケア」

全身状態がある程度落ち着いた低出生体重児※注1には，まず母子同室を行った上で，できる限り24時間継続した※注2カンガルーケアを実施することが薦められる． ……【推奨グレードA】

※注1 ここでは体重が2,500g未満の児で，バイタルサイン（体温，呼吸数，脈拍数など）が安定していて，原発性の無呼吸（呼吸中枢の未熟性による無呼吸）がない，または治療済みの場合を指します．
※注2 できるだけ長時間，できるだけ中断なく実施することが望まれます．

トピック② 集中治療下にある児に対する一時的な「カンガルーケア」

集中治療下※注3にある児へのカンガルーケアは，体温・酸素飽和度などのモニタリングで安全性を確保し，児の経過・全身状態から適応を入念に評価する※注4必要がある．さらにご家族の心理面に十分に配慮する環境が得られた場合※注5，実施を考慮する． ……【推奨グレードB】

※注3 超急性期は除く．人工呼吸管理下を含むか否かは，各施設の状況に合わせ，あらかじめ医療スタッフ内で十分な意思統一が必須です．
※注4 カンガルーケア実施中のみならず，前後数時間の状態，移動中も含めて児の状態を評価することが必要です．特に実施後の状態変化には注意を要します．
※注5 ご家族の心の準備が十分にできていない状態でのカンガルーケアは不安を増大することがあるので注意を要します．

トピック③ 正期産児に出生直後に行う「カンガルーケア」

健康な正期産児には，ご家族に対する十分な事前説明と，機械を用いたモニタリングおよび新生児蘇生に熟練した医療者による観察など安全性を確保※注6した上で，出生後できるだけ早期にできるだけ長く※注7，ご家族（特に母親）とカンガルーケアを実施することが薦められる． ……【推奨グレードB】

※注6 今後さらなる研究，基準の策定が必要です．
※注7 出生後30分以内から，出生後少なくとも最初の2時間，または最初の授乳が終わるまで，カンガルーケアを続ける支援をすることが望まれます．

＊推奨グレードは，根拠になる情報の確かさや強さに基づいて付けられたものであり，その推奨の重要度を示すものではありません．

第5章

周産期医療の場における心理臨床

1．周産期医療の場における心理的ケアの特殊性

周産期というとらえ方は，母親にとっての妊娠期・出産・産褥期と，子どもにとっての胎児期・出生・新生児期と重なっている。つまり，周産期とは，赤ちゃんが生まれ育つと同時に，親が親として生まれ育ち，親子の関係が生まれ育つときでもある。多くの場合，妊娠と赤ちゃんの誕生は喜びと祝福に包まれていると考えられているが，実は，周産期は「生」と「死」が最も近接している時期であり，喜びとともに，暗闇の淵を覗き込むような瞬間が存在する時期でもある。どんなに安全で安心なお産を願っていたとしても，母親の体調に変化をもたらし，赤ちゃんが何らかのリスクを持って生まれてくる可能性も内在している。また赤ちゃんを出産さえすれば自動的に親になれるわけではなく，周囲にしっかりと支えられた中で，親と子がきちんと出会い，お互いがお互いの反応を引き出し合って行くプロセスの中で関係性が育っていく。

そうした周産期という時期での親子の出会いをいかに抱え，支えていくかは，その後の親子の歩みに影響を与える。

産褥期は，精神医学的にもリスクが高いとされており，親子の関係が始まるその時期に，何らかのリスク要因が重なることは，精神的な不安定さを増したり，親が親として育ち，子どもとの関係

性が育っていくプロセスを滞らせたりすることにも影響を及ぼす。実際，何年たったとしても出産前後の体験をまるで今のことのように語られる人も少なくない。中でも，妊娠中に何らかのリスクが指摘されたり，赤ちゃんが生まれてすぐに入院しなければなかったりする場合，こころの奥底に隠されていた不安は具現化し，これまでの価値観や家族関係までもが大きく揺さぶられる。普段は意識しなくてすんでいた相手のそうした危機的な状況を迎える両親と，赤ちゃんを心理的な側面から支えていくことを目的として，NICU をはじめとした周産期の現場で，心理士が活動するようになってきており，筆者も 1995 年より，10 年間，専属の臨床心理士として NICU およびその後のフォローアップの現場で活動を行ってきた。

周産期医療の場における心理的なケアには，①早産や NICU に入院となったことに対する情緒的反応への援助，②低出生体重児や，リスクをもつ新生児の発達ガイダンス，③夫婦や家族を含めた子どもを抱えていく環境へのアプローチ，④親自身に対する心理療法などが挙げられる。そしてその形態は，別室での面接，ベッドサイドでのかかわり，家族へのアプローチなどさまざまな形が存在し，その組み合わせは個々の事例によって異なる。

母親は，満足のいく妊娠，出産ができなかったという傷つきや，先のみえない不安に打ちのめされていて，すぐに我が子と向き合うことすら難しい場合が存在する。また父親も，出生直後から，その事態を受けとめる間もなく，父親としての役割や決断を要求され，戸惑い，傷ついている。周産期という不安定な時期も重なり，児の状態について客観的に受けとめきれず，医師や看護師の説明に過剰に反応し，不安が強まってしまう場合もある。

周産期医療の場の中での心理臨床は，心理的ケアを特別なこととして行うのではなく，病棟をラウンドしながら赤ちゃんと面会をする親の傍らで，赤ちゃんの様子をみながら声をかけたり，必要に応じて別室での面接に誘ったり，医療者からの医学的説明の場に同席したり，そのあり方を柔軟に組み合わせることで行っていく。

面接の中では，赤ちゃんがおなかに宿り，そして生まれてくるまでの心理的体験を一緒に振り返ることが多く，何が自分や赤ちゃんに起こり，“今”があるのか，もう一度見つめなおすことで，自分の思いを整理し，赤ちゃんとの関係をとらえなおしていくプロセスとなる。また，赤ちゃんが目の前にいるときには語りにくい，赤ちゃんに対する両価的な思いや揺れを自然なものとして受けとめ，そのつらさを共有しつつ，ひたすらその場に踏みとどまって受けとめ続ける。親が，自分の中のポジティブな思いも，ネガティブな思いも受けとめられるようになってくると，さまざまな思いから自由になって子どもと向き合い，親としての思いが育っていくように感じている。

一方で，傷つきが大きい場合など，別室での面接という形には抵抗を示される方も存在する。周産期での心理的ケアを考える場合，面談室での面接という形態をとらず，子どもを含めたベットサイドでのかかわりが中心となっていくことが多い。保育器に入った子どもを見つめながら，また母親の腕に抱かれた子どもを二人で覗きながら，母親の心情にこころを傾け，親自身のいろいろな思い，ちょっとした心配や疑問に耳を傾け，受けとめていく。親が赤ちゃんと出会い，親となっていくそのプロセスに寄り添い，支え，ただゆれる思いをそのままに受けとめ，抱える器（コンテイナー）として機能することができれば，両親は，自分のこころのうちを模索し，目の前の子どもと出会い，生きた相互交流が行われるようになっていく。守られた場の中で，自分のこころにしっかりと向きあったとき，赤ちゃんと家族なりの物語を紡ぎ始めていくのだと感じている。

また，夫婦の間で，その受けとめ方が微妙に異なっていたり，お互いが気を遣い，お互いの悲しみを凍らせてしまい，共有できていないことも多い。夫婦としてどう子どもを受けとめていけるのかという課題も大きく，夫婦面接という形態も必要となる。その他にも，きょうだいが存在する場合の対応や，祖父母とのかかわりなど，親子を取り巻くさまざまな要因についても耳を傾け，入院した子どもの親としてだけではなく，親となっていく人として，子どもと向き合えるよう援助していくことも必要となる。

母親がある程度の健康度を持っている場合，こうしたアプローチにより少しずつ，そして着実に親子の関係性を育み退院となっていく。しかし，より深いレベルの個人的な問題を抱えている場合，別で再契約を行い，きちんとした枠組みの中で心理療法を行うことも必要となる。そうした整理が，出生直後から必要となる場合，退院して子どもと向き合い初めて必要となる場合と，その時期，その過程はさまざまである。決して，無理に言語化させることは避け，退院後も母子を支え，関係が悪循環に陥ることを予防していくかかわりが一方で必要とされる。

事例

Ｇさんは物静かな方だった。横隔膜ヘルニアで生まれ，何度も危機的な状況を乗り越えた赤ちゃんの傍らにいつも座り，じっと子どもの姿を見つめていた。看護スタッフとも多くを話さず，心理士が声をかけても一言二言返されるのみで，すっと背中を向けられることもあった。その姿から，今はそっとしておいて欲しいというメッセージを感じ，あいさつを交わす程度に関わりをとどめていた。時折，面会にくるＧさんと一緒に赤ちゃんの姿を眺めて，赤ちゃんの動きや様子を「～みたいだね」と語り，ただ時を過ごすことを積み重ねていった。赤ちゃんが元気になるにつれて，

Ｇさんの表情が柔らかくなり，心理士にも笑顔で挨拶を交わされることが増えていったが，もともとあまり多くを語られる方でもなく，Ｇさんと赤ちゃんにとって侵襲的にはならないようにかかわっていった。赤ちゃんは半年の入院後，元気な姿で退院していった。その後，小児科外来で見かけたときに声をかけると，はにかんだ笑顔を見せて，赤ちゃんの姿をみせてくれていたＧさんだったが，その２年後，赤ちゃんの主治医を通して面接を希望され，再会することとなった。２人目の子を妊娠され，流産されての面接の希望だったが，話は自然と一人目の赤ちゃんがNICUに入院していた時のことになっていった。言葉少なく，自分の感情を表現することが苦手なＧさんだったが，一言一言噛み締めるようにその当時の思いを語ってくれた。赤ちゃんがNICUに入院となっていた時，「先生に声をかけてもらえたことは嬉しかったけれど，あのときは話せる状態ではなかった」こと，「（出産の時のことや，先のことを）少しでも考えたら自分が保てなくなりそうで，自分の思考を止めていた」ことを語り，涙を流された。「面会に来るだけで精一杯で，不安や怖さから目をそむけていた」と，不安に押しつぶされそうだった自分を始めて吐露し，「この子を亡くしてしまうのではないか，何か障害が残るのではないかという不安を口にすると，それが現実のものになりそうで怖かった」と語った。そのあとも，体調を崩しやすく，発達がゆっくりであった赤ちゃんとの子育てに精一杯で，考える余裕がなかったこと，今回，下の子どもを流産し，不安定になった時，「このままではだめだ」という思いとともに，私の顔が浮かんだことを話してくれた。面接の中で，流産した赤ちゃんのモーニングワークとともに，上のお子さんと歩んできた道のりの中で押し込めてきた感情を何度も振り返り，語っていった。その中でＧさんは「目をそらしていた」と語る子どもの発達の遅れを受けとめ，療育に積極的に取り組むようになっていった。

Ｇさんは赤ちゃんが入院中，自分の感情を凍らせることで，バランスが崩れそうな自分の心を支えていた。自分の心の奥底にある不安と向き合うことは容易なことではない。前に進んでいくきっかけにもなるが，一方で，心の深い闇に引き込まれそうになることもある。だからこそＧさんにとって，その思いを表現できるまでに一定の月日が必要だったのだと思う。Ｇさんのように周産母子センターの中に心理士がいるからといって，その時に心理士にかかわってもらうことに対して抵抗をしめされることもある。通常の心理面接は，自分が問題意識を抱え，自ら主体的に相談に訪れる形で始まる。一方で，周産母子センター内での心理臨床は，心理士から声をかけることから始まることが少なくない。時には心理士がいることを知ったうえで，自ら心理士に会いたいと面接を希望される方もいらっしゃるが，多くの場合は，子どもがNICUに入院となったという状況に対処することに精一杯で，自ら心理士の面接を希望するということがない。NICUという非日常的な空間に，赤ちゃんがいることで足を踏み入れざるをえず，赤ちゃんのケアをしてもらっている場所の中で，心理士から声をかけられるということ自体が，逃げることのできない状況の中で会うことになることを私たちは常に意識しておかなければならないだろう。心理士は治療に携わることができず，親と一緒に赤ちゃんを見つめ，赤ちゃんが一緒にいることしかできないからこそ，赤ちゃんを目の前にして湧き起こるさまざまな思いを受けとめることが可能となる。一方で，心理士に声をかけられることは，意識したくもない自分のこころのうちを見つめることにつながることもあるだろう。また自分が特別なケアが必要な状態であるかのように感じてしまうこともあるだろう。そうした場合，心理士のかかわりは侵襲的にも感じやすく，背を向けられたり，看護スタッフに心理士のかかわりを拒否するような言動をされることもある。周産母子センター内で活動する曜日や時間帯について枠をある程度提示し，心理士に会いたくない場合はその時間をさけて面会できることを保証するように，逆に心理士に会いたいときには，その時間に面会に来れば会えるように，体制を整えることも大事である。周産母子センターに常に存在し，柔軟に対応できるように活動をする一方で，家族が主体的に心理士と会うことを選択できるような余地を保証することもとても大切なこととなってくる。

また，その時に親の心のケアがすべてできるわけではない。退院後，しばらくたってから心理面接を希望され，定期的にお会いしていくことになる人も存在する。その人その人にとって，自分に起こったことを整理し，自分の物語として紬直していく作業が必要なタイミングは異なるのだと思う。出産直後に誰かに語り受けとめることで乗り越えていく人もいれば，その時は心を凍らせて何とか対処し，自分が心の内を探る心理的余裕ができてはじめて整理したいと思う人もいるだろう。ただ，一番自分のしんどかった時に，赤ちゃんに会ってくれていて，その時に，自分も見守り続けてくれていいた存在として心理士を認識してくれていたとしたら，何年かたって，心理面接を希望されて，そこから関わりがはじまっていくこともありうるのである。

今，目の前の家族にとって，どういった関わりが適切なのか，アセスメントを行い，侵襲的にならないようにかかわっていくことがまず優先的な課題となってくるだろう。心理士を上手に利用して乗り越えていく人もいれば，プライマリーとの関係の中で語り，支えてもらうことでこの時期を超えていく人もいる。その家族にとって必要なケアやタイミングをアセスメントし，スタッフと有機的に連携を行っていくことが必要となる。

心理士がNICUなどで活動し始めてしばらくは，スタッフが心配な家族ほど，心理士にかかわってもらいたいというニーズがあげられることもあるだろう。しかし，心理士がすべての家族に会えばいいというものではなく，スタッフとのかかわりが中心となる場合もある。できることをスタッフに担ってもらう中で，スタッフを支える役割も担うことも大切となっていく。その家族にあったペース，かかわり方を探しながら，親が赤ちゃんとともに歩んでいくそのプロセスに同行していくことで，家族が必要な時に自分の心と向き合う作業を支えていくことが，周産期医療の場における心理臨床なのではないだろうか。

２．目の前に赤ちゃんが“いる”ことの意味

Winnicott（1965）は，“一人の赤ちゃんというものはいない。赤ちゃんはいつもお母さんの一部である（There is no such thing as a baby. A baby is always a part of someone, the mother.）”と述べているが，周産期医療の場における臨床では，母親だけを対象とするのではなく，赤ちゃんと出会い，赤ちゃんとともにいる母親が対象となる。

近年，乳幼児精神保健の考え方の普及により，低出生体重児などハイリスク児の親子に対して，予防的な支援の重要性が指摘されてきた（渡辺, 1994）。鵜飼（2000）は親子治療という方法は，未熟児や発達障害児，広い意味でのハイリスク児の親子への支援に有効であると指摘している。母子の相互作用に障害が生じた場合，母子治療が有効な手段となることは，これまで多くの臨床家や研究者によって報告されてきている（Fraiberg et al, 1983；渡辺，1994）。母子治療は母子を合同で面接することで，親子の間で営まれる相互作用に焦点をあて，それに治療介入を行うことが重視される。周産期医療，特に，NICUという場所は，何重かの

扉を開いてからでないと足を踏み入れることのできないところであり，扉を開いた先には，日常とは異なる異空間が広がる。つまりNICUという空間自体が，閉じられた非日常的な場であり，家族は，NICUから一歩外に足を踏み出した途端，現実の世界へと戻っていくことになる。またNICUが守られた空間として場が育ってきている場合，赤ちゃんと赤ちゃんを見つめる親と，心理士との３者のかかわりが行われるとき，周りの風景は背景においやられ，もう一つの枠が生まれる。つまり二重に守られた枠が生じてくる。その中で，赤ちゃんの動きに誘発される形で母親の語りが生じ，心理士が母子のやりとりの中で起こっている微妙な波長に合わせるように，赤ちゃん自身の言葉として感じることを母親に伝え返すと，しばらくしてタイミングを見計らったように赤ちゃんの動きが生じてくる。そのことが，母子の間にある緊張をふと緩め，そこで起こった感情を心理士と共有することで，母親の表情が和らぎ，赤ちゃんへのかかわりが柔らかいものへと変化していく。そしてそれに反応して赤ちゃんが穏やかになるなど，赤ちゃんが反応し，そのことをまた一緒に赤ちゃんを見つめる心理士と共有することで，少しずつ目の前の赤ちゃんから送られてくるメッセージを上手にそして的確に読み取るようになっていく。橋本（2002）は母子治療と同様の空間と場が生じてくると指摘しているが，周産母子センターという場に心理士が存在し，赤ちゃんに面会にくる両親と，赤ちゃんを目の前にしながら話をしていくことは，周産母子センターというある種の非日常場面の守られた空間の中で，赤ちゃんと母親と治療者の３人が同じ時間と場にいるという状況が生じてくる。Brockington（2003）は，母子関係障害の治療として専門家によるガイダンスとサポートを通して母親を助け，子どもとのやりとりをすることを楽しめるようにすることを指摘しているが，同様の役割を，周産期医療の場において臨床心理士が担っているととらえることもできる。

特に，生まれて間もない赤ちゃんからのサインはまだ未分化で，読み取りにくく，赤ちゃんの反応をどう読み取るかは関わる人の思いが映し出されやすい。たとえば，面会時に赤ちゃんが目を開けない時に，「眠たいのね」とそのまま読み取る人もいれば，いつも眠っているのは「私のことを嫌がっているのかもしれない」と読み取る人もいる。「眠たいのね」と読み取る人は，赤ちゃんが落ち着いて眠れるように，そっと手を伸ばして背中に手を当てるかもしれないが，「私のことを嫌っている」と読み取る人は，赤ちゃんから距離を取り，ただ遠くから赤ちゃんを見つめるだけしかできないかもしれない。つまり，関わる人の主観によって赤ちゃんとのかかわりが変わっていくのである。赤ちゃんに嫌われているかもしれないと読み取る親は，赤ちゃんに対してちゃんと産んであげられなかったと申し訳なさや，赤ちゃんが自分を母親だと分かっていないのかもしれないと感じているのかもしれない。自分の中に湧き起こっている思いを，赤ちゃんが自分に向けているように受けとめ，赤ちゃんが自分を避けていると感じ，余計に傷ついてしまうこともある。そうした時，看護スタッフが，母親が眠ってばかりいるのを心配しているのかもしれないと推測して，「夜中は起きていますよ」と伝えたりすると，「看護師がお母さんだと思っているから，夜中に起きているんだ。私が来る日中は避けるように眠っているのかもしれない……」と心の中で別の思いが湧き起こっていたりすることもある。しかし，赤ちゃんを一緒に見ながら，「この頃の赤ちゃんって日中よく眠っていることが多くて……」と伝えたり，赤ちゃんの動きや反応を共有する形で「お母さんが来たからか，安心して穏やかな顔で眠っていますね」と，赤ちゃんの動きや反応に合わせて声をかけてもらえると，そうしたさまざまな思いは背景に隠れ，「そうなのかな」と，目の前にいる赤ちゃんに意識を向けるようになっていく。赤ちゃんと一緒にいることを支え，赤ちゃんからのサインを共有していくことができたとしたら，それは親と子のやりとりを支えていくことにつながっていくだろう。

それには，何よりも，赤ちゃんが安定しているということが，親の気持ちをやわらげ，親と子の関わりを支えていく。そして，限られた空間や時間であっても自由に，親子のペースで過ごすことができ，赤ちゃんとのかかわりの中でポジティブな体験を積み重ねていくことができたとしたら，親子のやりとりが急速に相互交流的になっていく。

Winnicott（1987）は母親の機能を高めるためには，すること“doing”ではなくて，あること“being”の重要性をといている。永田（2002）は，時間と空間を共有することで非言語的な感覚を体験していくことであり，現実的な母親役割を支持しながら，感覚レベルの情緒交流を共有していくことだと指摘し，治療者に情緒的に支持された時間と空間の中で，母子のかかわりが起こっていくことは，何かを“する”ことではなく，ネガティブな思いも含めて“いろいろな思いを抱えたまま，母子共に”そこに“ある”ことを保証していき，それが支援となっていくことを報告している。

何を伝えたいのかはっきりしない赤ちゃんを目の前にすることは，自分自身の内的な思いが揺さぶられる。葛藤が強ければ強いほど，赤ちゃんを目の前にして，そこに“いる”ことはとても難しい。心理士が，赤ちゃんと面会する親の傍らで寄り添うことは，赤ちゃんと出会う親を支え，さまざまな感情を抱えたまま，親と子が，そこに“いる”ことを抱えることを意図している。NICUという過酷な医療現場の中で，医療的なケアを含め，何もできない心理士だからこそ，両親と共に“ある”ことの治療的な意味も大きいと考えている。

事例

Ｈさんは高齢での妊娠にダウン症の不安を抱えながらの出産だった。妊娠中，ダウン症の検査を希望したが，超音波の結果，その兆候がないということで，精査を行わないまま出産を迎えた。生まれてきた赤ちゃんは心疾患を合併したダウン症だった。初めて赤ちゃんを見たとき，仕事でダウン症の子と接する機会のあったＨさんは，その顔をみて，「ダウン症だ」と分かったと言う。医師から詳しい説明のないまま，その事実にショックを受け，帰り道にご主人と車でそのまま海に飛び込んでしまおうと話し合い，すんでのところで思いとどまったとその後話してくれた。毎日子どもの顔を見ては涙が流れ，家に帰ってからは，ご主人と暗い部屋の中でただただ無言であったという。

私がＨさんとはじめてお会いしたのは，心臓の手術のため生後１カ月で転院となってきて数日たってからであった。毎日面会にみえ，クベース（保育器）の前に長い時間座って声をかけている姿からは，赤ちゃんのこともしっかりと受けとめているかのようだった。ふと見せる暗い表情が気にかかり，面接室に誘ったところ，面接室に入るやいなや号泣され，その場に座り込んだ。「ダウン症のことをあんなに心配していた。なのに産科の医師は精査すらしてくれなかった。周りの友達にも，なんで検査をしなかったのと言われる。もし，妊娠中に分かっていたら生まなかったのに」と，産科医に対する怒りを訴えた。本当に夫婦二人で死のうと思ったと話すＨさんに，しばらくの沈黙の後，赤ちゃんと過ごすＨさんの姿を思い浮かべながら〈でも，思いとどまられた〉と返すと，「あの子を置いては死ねなかった」と号泣された。ダウン症の子を育てていくことの不安，障害に対しての偏見が根強く残る地域での生活に対する恐れ，姑との関係などいろいろな思いが錯綜していた。Ｈさんのことばをききながら，その一方で，赤ちゃんを必死に受けとめようとしているＨさんを感じていた。

その後，赤ちゃんに面会に来ているときには声をかけ，タイミングをみはからって赤ちゃんを抱っこしている傍らで寄り添う私に，妊娠中の思い，同居している姑のこと，ダウン症の子どもに対するイメージなど，時折涙を流しながら話してくれた。母が話しているときは腕の中の赤ちゃんは自然と穏やかになり，じっと母の話を聞き，すべてを受けてとめてそこにいるかのようだった。母は話がふと途切れると，赤ちゃんの顔を覗き込み，一緒に赤ちゃんを見つめる心理士と，ただ赤ちゃんの様子を眺めていった。表情を緩ませたり，ふーっと手足を動かしたりする赤ちゃんの様子を見ながらぽつりと「この子は何を言っているんだと思っているかもしれませんね」と語り，心理士も赤ちゃんの動きに合わせて〈私は私だよって言っているみたいだね〉と返し，またしばらく一緒に赤ちゃんをじっと見つめるというようなやりとりが何回か続いていった。

何回かＨさんと赤ちゃんといる時を重ねていくにつれて，Ｈさんは心理士を見ながら話すのではなく，赤ちゃんを見ながら，赤ちゃんの動きで語りをやめたり，語る内容が赤ちゃんの動きに沿ったものへと自然に変わっていった。またＨさんの赤ちゃんと接する表情が穏やかになり，いとおしい存在として赤ちゃんを受けとめ，赤ちゃんとのやりとりを自然に楽しまれている姿が多くみられるようになっていった。面会時に声をかけると，「先生見て見て，こんなかわいい顔をするようになった」と喜び，ここ最近の赤ちゃんの様子を報告してくれるのが話の中心となり，退院を心待ちにされるようになっていった。残念なことに，赤ちゃんは生後２カ月で，容態が急変しその短い命を閉じてしまった。１週間後，自宅に電話をかけた私に，Ｇさんは赤ちゃんについて語る相手がいなかった寂しさを話され，涙声で思い出を語っていった。

そして最後に「今，あの子が障害をもって生まれてきてくれたことを本当にありがとうと思う。姑に対してもマイナスのことしか思わなかった私が，あの子が生まれてきたことで，周りに対してすごく優しい気持ちになることができた。あの子は，たくさんのものをわたしに届けてくれた。これからあの子と一緒にやっていくことを楽しみにしていたし，姑にも，周りの人にもあの子を見てもらいたかった」と話された。

Ｈさんの心理過程は，私たちにいろいろなことを教えてくれる。もし妊娠中に疾患が分かっていたら，出生直後のネガティブな思いに周りが揺れ動かされていたらどうだったのだろうか。誰しも自分の子どもにハンディキャップがある，あるいは可能性があると知った瞬間,「頭が真っ白になり，何も考えられなく」なる。自分が想像していた健康な赤ちゃんを失うとともに，思い描いていた赤ちゃんとの生活も壊れてしまうようなそんな錯覚にも陥る。また，あるお母さんは「自分は幸せだった。でもこの子は同じ幸せを味わえないと思うとつらい」と涙した。しかし，そのネガティブな気持ちを揺れずに受けとめ，その内なる力を信じ，寄り添っていると，多くはその悲しみから立ち直り，自分が想像している（想像していた）赤ちゃんの姿ではなく，目の前にいる現実の赤ちゃんと出会い，やりとりを積み重ね，関係を築いていく。何よりも，目の前にいる赤ちゃんの姿が，家族を支え，家族を動かしていく。その力に私自身が逆に教えられることが多いような気がしている。

３．親子を支える場を整えていくために

NICU では，親が自由に，自分のペースで赤ちゃんとかかわることが難しい。また家にいるときのようにくつろいで赤ちゃんと

過ごすことは難しい。

しかし赤ちゃんとのやりとりが相互交流的になっていくには，家族が我が子のサインに合わせてゆったりとかかわれることができることが何よりも大事なものとなっていく。母親の不安や緊張が強かったり，“～をしなければ”という思いが強かったりすると，赤ちゃんとの微妙なサインに合わせてかかわりを微調整させることができず，やりとりはぎこちないものとなってしまうだろう。また赤ちゃんにストレスがかかった状態だったとしたら，落ち着かず，周囲に関心を向ける余裕はないために，赤ちゃんは相互交流の一方の担い手として十分に機能することはできないだろう。Winnicott は,「抱きかかえること（holding)」の重要性を説いたが，それは，単に身体的に抱っこするということではなく，母親の関心が赤ちゃんに向いている状態で，赤ちゃんの要求に合わせて腕に加える力を調整し，赤ちゃんは母の息遣いや暖かさを感じて安心するというやりとりが行われてはじめて意味をもつと指摘している。周産期医療の場という特殊の場の中で，周産母子センターが器として機能し，親が安心して，ゆったりとした気持ちの中，赤ちゃんと向き合うことができたとしたら，それは，親子を支える何よりの土台となっていく。

一方で，子どもを預かる立場でもある周産母子センターでは，両親に対して当たり前のように出生直後から，その子自身全ての状態の受け入れと，親としての役割を要求してしまうことが多い。スタッフもまた，子どもに自分自身を投影し，無意識的にもそれを求める。そして，スタッフは親が明るく振るまうことを無意識に求め，親の不安定さが持続したり，子どもへのネガティブな思いを表明すると，スタッフ自身が思い描いている理想の家族像を刺激され反応し，親に対する苛立ちや怒りさえ感じてしまうことも起こりうる。そうしたスタッフの態度が，親に「こころの鎧」

をさらに纏わせ，親と子の関係性の発達に微妙な影響を与える。どの親も，自分の子どもが健康に生まれてくることを願っている。小さく生まれたり，病気をもって生まれたりすることは，予想だにしなかったことであり，その受けとめには時間がかかる。その傷つきを抱えたまま子どもと向き合ったとき，その関係性に歪みが生じてしまうことさえある。しかし，親の心理的状況を理解し，親子を周産母子センター全体として抱えていくことで，親が子どもに対する消極的な思いも，肯定的な思いも，表明できていけば，その両価的な思いを親自身が受けとめられるようになり，少しずつ子どもと向き合い，その関係性をつくりあげていく。そのためには，医師，看護師だけでなく，臨床心理士，理学療法士，ソーシャルワーカーなどさまざまな職種の連携が不可欠となる。そうした有機的なつながりにより周産母子センター全体が親と子の「抱える環境」として機能することで，親と子にとって居心地の良い時間と空間を提供することが一番大事な土台となってくる。そして，赤ちゃんが安定していくこと，発達していくこと，そして周囲からとても大事に扱われていることが，親が赤ちゃんと出会うことを支える土台となっていく（図 5-1）。

周産期における心理的サポートは特別な支援をすることではない。心理士が専門的な介入をしなくても，助産師をはじめとした母子保健を担うスタッフのケアとサポートがしっかりなされ，周囲が母となっていく女性と，おなかの中の子どもを一人の人間として尊重し，さまざまな思いを抱える器として機能し，支えていくことができたならば，多くの女性はその時期を乗り越えていくことができる。一方で，うつ病や，統合失調症など精神医学的症状が女性の中でもっとも頻発するのが，妊娠・出産時であり，また，これまでの育てられの体験での傷つきや，赤ちゃんと出会うまでの葛藤が強く，専門的な心理的ケアが必要な場合も存在して

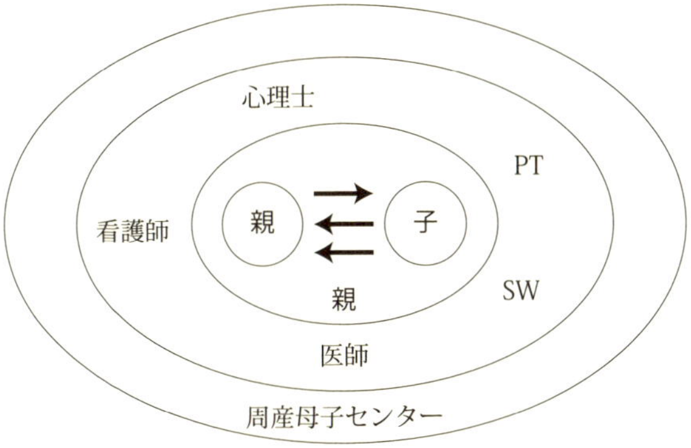

図 5-1　周産母子センターでの「抱える環境」

いる。妊娠という自分とは別の存在を身のうちに抱えている時期に，自分自身の内面を探る作業を行っていくことは慎重を期さなければならないという印象をもっている。その一方で無防備な状態に陥った女性を抱え，心理的なケアを場全体で行っていくことは，親となる女性の（あるいは男性の）中の弱くて，傷つきやすい赤ちゃんの部分を，生まれてきた赤ちゃんとともにケアをしていくことにつながっていくのではないかと感じている。

赤ちゃんの状態が安定していれば，親の気持ちは落ち着くし，赤ちゃんが不安定になると不安が増してくる。その中で行っていく心のケアは，心理職一人で担えるものでは決してなく，医師が赤ちゃんの命を支え，看護師が赤ちゃんのケアと家族の赤ちゃんとの関わりを支え，理学療法士や医療ソーシャルワーカー，保育士など他の医療スタッフと協働して，初めて可能な支援になっていく。心理職が周産期医療の現場に参画していくことは，親が赤ちゃんと出会うことを支え，自分のこころの内を探りながら，目の前にいる赤ちゃんと関係を育み，歩んでいくそのプロセスに寄り添い支えていくと同時に，救命の場であった周産期医療の場に

“こころ”の視点を取り入れ，周産期医療の場全体が親子を抱える環境（holding environment）として機能していくように場を整えていくことにつながっていくのではないかと考えている。

あとがき

私が周産期の場にかかわるようになったのは，大学院を修了した後，指導教員であった本城秀次先生（名古屋大学名誉教授）の仲介で，名古屋第二赤十字病院小児科 NICU にボランティアで活動させてもらったのが最初である。この病院には，私が研修を行っていた名古屋市立大学病院小児科の斉藤久子先生（小児精神科医の草分け的存在）も勤務されており，「とても必要な仕事だから」と後押しをしていただいた。当時の NICU の部長は側島久典先生（埼玉医科大学総合医療センター新生児科教授）であり，「あなたの活動に対しては，自分がきちんとバックアップをし，責任を負う」と，病院や NICU の中での私の位置づけを明確にし，深い理解のうえでいろんな形で支えていただいた。1995 年，小児精神科医である永井幸代先生とともに，何も分からないまま周産期医療の場と未熟児フォローアップ外来にかかわるようになったが，その当時は，他に同じような形で活動している臨床心理士も知らず，ただ NICU の中にいること，目の前の赤ちゃんと子どもに会うだけで精一杯だったことを覚えている。翌年，当時の精神心療科部長である室谷民雄先生の理解と支援のもと「母子心療科」が立ち上がり，必要な家族に面接をしていく体制が整ったと同時に，非常勤ながら正式に勤務することになった。同時期に，日本で２施設目のカンガルーケア導入を目指して，看護師とともに見学におとずれた聖マリアンナ医科大学横浜市西部病院で，周産期の心理臨床の草分けである橋本洋子氏がすでに NICU で活動していることを知り，その後，数人ではあるが NICU で同じスタンスで活動し始めていた仲間たちとつながるようになった。年に数回，お互いの勤務する病院で集い，NICU を見学し，話をし，食事をし，支えあう場は，今では周産期心理士ネットワークとして 140 名の仲間たちが集う場と発展している。

時は流れ，数多くの赤ちゃんと家族と出会い，別れを体験した。一人ひとりの赤ちゃんとその家族との出会いは，その一つ一つが私のさまざまな思いが揺さぶられる体験の連続でもあり，忘れることのできない出会いとなっている。赤ちゃんだった子どもたちも，成長して社会人になる子もでてきた。その成長した姿にあらためて教えられることも多い。周産期での心理臨床は，“いのち”が育つということと，“家族”が育つということを，目の当たりにし，その歩みをそばで一緒に体験させていただいた過程だった。また自分の無力さを突き付けられ，ただ一緒に赤ちゃんと家族とともに“いる”ことしかできない体験の連続であった。多くの職種の仲間たちと，目の前の“いのち”と家族のことを考え，悩み，迷いながら進んできたこの 25 年間は，“いのち”とは何なのか，“こころ”とは何なのかを問い続けられ，いろんな感情を抱えたまま“いる”ということが，実は，心理臨床の一番大事な“核”であることを学んできた気がしている。

2008 年に長年勤めていた NICU という場をいったん離れ，今は大学の教員として周産期医療の場にかかわるようになった。この間，多くの若い人たちが NICU をはじめとした周産期医療の場で心理臨床家として携わるようになってきた。また周産期医療の現場では，臨床心理士の存在とその活動は広く知られるようになり，周産期医療体制整備指針に臨床心理士が位置づけられることになり，周産期医療の場に心のケアの専門家がいることが当たり前の時代がやってきた。臨床心理学的な視点が周産期医療に加わることは，赤ちゃんと家族をとらえる視点の広がりにつながるっていくだろう。臨床心理士に限らず，さまざまな職種が周産期医療にかかわるようになっていくということは，目の前の赤ちゃんと家族をとらえる視点が複合的にかつ重層的になり，赤ちゃんと家族を何重にもとりまく支えとして機能していくことになっていく。赤ちゃんが羊水のように暖かく，自分を守りささえてくれる環境の中でよりよく育ち，家族が家族となっていくその始まりがよりよい形で迎えられるように，私たちが何を大事にしていくべきなのか，これからも目の前にいる赤ちゃんと家族に教えてもらいながら，またさまざまな職種の仲間たちとともに考えていきたいと考えている。

永田雅子

なお，本書のバックボーンには，さまざまな学会誌や専門雑誌で発表した研究があるので，以下に特記しておく。

永田雅子・永井幸代・側島久典・斎藤久子（1997）NICU における心理的アプローチ―極低出生体重児の母親の心理過程. 小児の精神と神経, 37(3), 197-202.
永田雅子 (1999) 子どもをなくした家族への支援の実際―臨床心理士として. 周産期医学（特集：新生児死亡），19(12), 1552-1557.
Nagata M, Nagai Y, Sobajima H, Ando T, Nishide Y, Honjo S. (2000) Maternity blues and attachment to children in mothers of full-term normal infants. Acta Psychiatrica Scandinavica, 101 (3), 209-217.
永田雅子 (2001) 自分自身への問い．Neonatal Care, 13(7), 646-647.
永田雅子（2001）胎児診断が生み出すもの．Neonatal Care, 14(3), 184-185.
永田雅子(2001)子どもの出会いと不妊治療．Neonatal Care, 14(8), 678-379.
Nagata M, Nagai Y, Sobajima H, Ando T (2003) Depression in the mother and maternal attachment―result from a follow-up study at 1 year postpartum. Psychopathology, 36 (3), 142-151.
永田雅子（2003）心のバランス．Neonatal Care, 16(5), 390-391.
Nagata M, Nagai Y, Sobajima H, Ando T, Honjo S. (2004) Depression in the

early postpartum period and attachment to children in mothers of NICU infants. Infant and Child Development, 13 (2) , 93-110.
永田雅子（2006）新生児とその家族への看護と支援―臨床心理士．周産期医学 , 36(6), 673-375.
永田雅子（2006）妊娠中からの心理的サポート．臨床心理学（特集：母と子：周産期と乳幼児期への心理的援助），6(6), 739-744.
永田雅子 (2009) 周産期における心理的ケアが母親のマタニティブルーズに与える影響―10 年後の再調査から．FOUR WINDS 乳幼児精神保健学会誌，1, 56-61.
永田雅子（2009）多職種との協働―臨床心理士．周産期医学，39(9), 1282-1286.
永田雅子（2010）母子関係を支援する―臨床心理士の役割．周産期医学, 40(12), 1789-1792.
永田雅子（2011）周産期と発達支援の場からみえてくるもの―親と子の関係性を支援する．乳幼児医学・心理学研究，20(1), 5-12.
永田雅子(2011)母子の関係の病理とその支援．こころの臨床 á la carte, 30(2), 233-237.
永田雅子（2011）いのちとの出会いを支える．Neonatal Care, 24(10), 1011-1012.
永田雅子（2012）周産期医療における子育て支援．臨床心理学，12(3), 311-316.
永田雅子（2013）出生後診断された先天異常新生児の家族への対応―心理士によるサポート．周産期医学，43(3), 337-339.
永田雅子（2013）我が子に障害があると知った親への支援．精神科治療学，28(6), 721-726.
永田雅子･本城秀次（2013）産後の精神医学的リスクと早期対応　精神科治療学 28（11）1509-1511
永田雅子（2014）周産期医療と世代間伝達―臨床心理士の立場から．乳幼児医学・心理学研究，24(2), 119-127.

文　献

Ainsworth M, Blehar M, Waters E. Wall S. (1978) Patterns of Attachment: A Psychological Study of the Strange Situation. Hillsdale, Lawlence Erlbaum Associates.

Als H (1982) Toward a synactive theory of development: Promise for the assessment and support of infant individuality. Infant Mental Health Journal, 3, 229-243.

Als H, Lawhon G, Brown E, Gibes R, Duffy FN, McAnlty G, Blickman JG. (1986) Individualized behavioral and environmental care for the very low birth weight preterm Infant at high risk for bronchopulmonary dysplasia: Neonatal intensive care unit and developmental outcome. Pediatrics, 78(6), 1123-1132.

浅井朋子・杉山登志郎・海野千畝子ほか（2002）育児支援外来を受診した児童 79 人の臨床的検討．小児の精神と神経 , 42 (4); 293-299.

Astbury J, Orgill AA, Bajuk B (1987) Relationship between two-year behavior and neurodevelopmental outcome at five years of very low-birth weight survivors. Developmental Medicine & Child Neurology, 29 (3), 370-379.

Beck CT (1993) Teetering on the edge: A substantive theory of postpartum. depression. Nursing Research, 42 (1), 42-48.

Beck CT (1995) The effects of postpartum depression on maternal-infant interaction: A meta-analysis. Nursing Research, 44 (5), 298-304.

Bloch M, Rotenberg N, Koren D, Klein E (2006) Risk factors for early postpartum depressive symptoms. General Hospital Psychiatry, 28 (1), 3-8.

Boris NW, Zeanah CH, Larrieu JA, Scheeringa MS, Heller SS (1998) Attachment disorders in infancy and early childhood: A preliminary investigation of diagnostic criteria. The American Journal of Psychiatry, 155 (2), 295-297.

Bowlby J (1961a) Attachment and Loss: Vol.1. Attachment. New York, Basic Books.（黒田実郎ほか訳（1976）母子関係の理論 I　愛着行動 . 岩崎学術出版社.）

Bowlby, J (1961b) Attachment and Loss: Vol.3. Loss: Sadness and Depression.（黒田実郎ほか訳（1981）母子関係の理論Ⅲ　愛情喪失．岩崎学術出版社.）

文　献

Brazerton TB & Nugent JK (1995) Neonatal Behavior Scale (3rd ed). Mac Keith Press.（穐山富三郎ほか訳（1998）ブラゼルトン新生児行動評価第３版．医歯薬出版.）

Brockington IF, Oates J, George S, Turner D, Vostanis P, Sullivan M, Loh C, Murdoch C. (2001) A screening questionnaire for mother-infant bonding disorders. Arch Womens Ment Health. 3:133–40

Brockington IF，吉田敬子訳（2003）母子間のボンディング形成の障害の診断学的意義．季刊 精神科診断学，14 (1), 7-17.

Brochard ER (1990) Parent-child psychotherapeutic management in pediatric and neonatal intensive care. Agressologie, 31 (9), 646-648.

Campbell SB, Cohn JF, Myers T (1995) Depression in first-time mothers: Mother-infant interaction and depression chronicity. Developmental Psychology, 31, 349-357.

Carlson EA (1998) A prospective longitudinal study of attachment disorganization / disorientation. Child Development, 69 (4), 1107-1128.

Casteel JK (1990) Affects and cognitions of mothers and fathers of preterm infants. Maternal-Child Nursery Journal, 19, 211-220.

Chon JF, Tronick EZ (1983) Three-month-old infant' reaction to simulated materenal depression. Child Development, 54, 185-193.

Cicchetti D, Toth S (2000) Child maltreatment in the early years of life. In: Osofsky J, Fitzgerald H (eds.): WAIMH Handbook of Infant Mental Health. Wiley, pp.258-294.

Cogill SR, Caplan HL, Alexandra H, Robson KM, Kumar R (1986) Impact of maternal postnatal depression on cognitive development of young children. British Medical Journal (Clinical Research), 292 (6529), 1165-1167.

Cox JL, Connor Y, Kendell RE (1982) Prospective study of the psychiatric disorders of childbirth. British Journal of Psychiatry, 140, 111-117.

Cox JL, Holden JM, Sagovsky R (1987) Detection of postnatal depression. Developmental of the 10-item Edinburgh Postnatal Depression Scale. British Journal of Psychiatry, 150, 782-786.

Dennis CL (2005) Psychosocial and psychological interventions for prevention of postnatal depression: Systematic review. British Medical Journal, 331 (7507), 15.

Downey G, Coyne J (1990) Children of depressed parents: An integrative review. Psychological Bulletin, 108 (1), 50-76.

Egeland B, Vaughn B (1981) Failure of "bond formation" as a cause of abuse, neglect, and maltreatment. American Journal of Orthopsychiatry, 51 (1), 78-84.

Fanaroff AA, Kenell JH, Klaus MH (1972) Follow-up of low birth weight infant —The predictive value of maternal visiting patterns. Pediatrics, 49 (2), 287-290.

Feldman R (2006) From biological rhythms to social rhythms: Physiological precursors of parent-infant synchrony. Developmental Psychology, 42, 175-188.

Feldman R, Eidelman AI, Sirota L, Weller A (2002) Comparison of skin-to-skin (Kangaroo) and traditional care: Parenting outcomes and preterm infant development. Pediatrics, 110 (1), 16-26.

Field T (1984) Early interactions between infants and their postpartum depressed mothers. Infant Behavior and Development, 7, 517-522.

Field T, Sandberg D, Garcia R, Vega-Lahr N, Goldstein S, Guy L (1985) Pregnancy problems, postpartum depression, and early mother-infant interactions. Developmental Psychology, 21, 1152-1156.

Fleming AS, Ruble DN, Flett GL, Shaul DL (1988) Postpartum adjustment in first-time mothers: Relations between mood, maternal attitudes, and mother-infant interactions. Developmental Psychology, 24, 71-81.

Flick LH, McSweeney M (1987) Measures of mother-infant interaction: A comparison of three methods. Research in Nursing & Health, 10 (3), 129-137.

Fomufod AK (1976) Low birth weight and early neonatal separation as factors in child abuse. Journal of the National Medical Association, 68 (2), 106-109.

Fraiberg S, Shapiro V, Cherniss AD (1983) Treatment modalities. In: Call JD et al. (eds): Frontiers of Infant Psychiatry. Basic Books, pp.56-73.（小此木啓吾監訳（1988）乳幼児精神医学．岩崎学術出版社，pp.99-136.）

藤原茂樹・北村俊則（1993）甲府市の一地域に置ける精神科疫学調査— JCM 診断による軽度精神障害の頻度 . 日本医事新報，3618, 47-50.

福田一彦・小林重雄（1973）自己評価式抑うつ性尺度の研究 . 精神神経学雑誌 , 75, 673-679.

Fukuoka A, Yamashita S, Ishikawa K, Hayakawa M, Kitou O, Niwa S, Nagata M. (2015) Mother-Child Interactions between mothers and their very low birth weight children at 18 months corrected age. Title (1): Mother-Child Interactions of very low birth weight children at 18 months corrected age.

14th WAIMH World Congress.
Gagnon R, Hunse C, Carmichel L et al. (1987) Human fetal responses to vibratory acoustic stimulation form twenty-six weeks to term. American Journal of Obstet Gynecol, 157, 1375-1381.
Gartner PW, Landry SH, Ricgardson MA (1991) The development of joint attention skills in very low birth weight infants across the first 2 years. Infant Behavior and Development, 14, 489-495.
Gloger-Tipplt GA (1983) A process model of pregnancy cource. Human Development, 26 (3), 134-148.
Hales DJ, Lozoff B, Sosa R, Kenell JH (1977) Defining the limits of the maternal sensitive period. Developmental Medicine & Child Neurology, 19 (4), 454-461.
Hamilton JA. (1962) Postpartum Psychiatric Problems. St. Louis: The CV Mosby Company.
花沢成一（1996）母性心理学 . 医学書院 , pp.61-91.
Handley SL, Dunn TL, Waldron G, Baker JM (1980) Tryptophan, cortisol and puerperal mood. British Journal of Psychiatry, 136, 498-508.
橋本洋子（1996）新生児集中治療室（NICU）における親と子へのこころのケア．こころの科学，66, 27-31.
橋本洋子（2000）NICU とこころのケア．メディカ出版.
橋本洋子（2001）リスクを持つ家族のケア．In：渡辺久子・橋本洋子編：別冊発達 24 乳幼児精神医学の新しい風．ミネルヴァ出版 , pp.104-112.
橋本洋子（2002）NICU での母と子の出会い．周産期医学，32(1), 81-85.
橋本洋子（2006）周産期の心理臨床．臨床心理学，6 (6), 732-738.
橋本洋子（2009）周産期の親子関係に子どもの能動性が果たす役割．乳幼児医学心理学研究，18 (2), 63-72.
平山史朗（2016）不妊という課題に向き合う．In：永田雅子編著：別冊発達 32　妊娠・出産・子育てをめぐるこころのケア．ミネルヴァ書房，pp.75-81.
Hoffman Y, Drotar D (1991) The impact of postpartum depressed mood on mother-infant interaction: Like mother like baby?　Infant Mental Health Journal, 12 (1), 65-80.
Holden J (1996) The role of health visitors in postnatal depression. International Review of Psychiatry, 8 (1), 79-86.
本田裕・田中光芳（1981）妊娠・産褥期の精神障害．臨床精神医学，10, 21-28.

堀内勁（1997）カンガルーケア―新生児医療の新しい出発．日本小児科学会雑誌 , 161 (8), 1259-1262.
堀内勁・猪谷泰史・大野勉・加部一彦・中村教・中村肇（2002）わが国の主要医療施設におけるハイリスク新生児医療の現状（2001 年 1 月）と新生児期死亡率．日本小児科学会雑誌 , 106 (4), 603-613.
堀内勁・橋本洋子・飯田ゆみ子 (2006) カンガルーケア―ぬくもりの子育て小さな赤ちゃんと家族のスタート．メディカ出版．
Horowitz JA, Damato E, Solon L, von Metzsch G, Gill V (1995) Postpartum depression: Issues in clinical assessment. Journal of Perinatology, 15 (4), 268-278.
Hunter RS, Kilstrom N, Kraybill EN, Loda F (1978) Antecedents of child abuse and neglect in premature infants: A prospective study in a newborn intensive care unit. Pediatrics, 61 (4), 629-635.
池本桂子・飯田英晴・菊池寿奈美・高橋三郎・高橋清久（1986）いわゆるマタニティブルーズの調査（その 1 ）―出現頻度と臨床像．精神医学，28, 1011-1018.
池本桂子・飯田英晴・菊池寿奈美・高橋三郎・高橋清久（1987）いわゆるマタニティブルーズの調査（その 2 ）―性格要因．精神医学，29, 147-154.
石原理（1998）生殖革命．筑摩書房．
石川千絵・永田雅子・山本ひかる・北瀬悠磨・側島久典（2016）NICU 退院後の母子関係支援について―全国調査の結果から．日本新生児成育医学会，28 (1), 84-90.
伊藤光宏・管るみ子・高橋留利子・白潟稔・萩原真理子・本田教一・太田聖一・佐藤章（1993）産褥期の抑うつ状態に影響を及ぼす要因の検索．精神医学，35, 1223-1229.
鎌田久子・宮里和子・菅沼ひろ子ほか（1990）日本人の子産み・子育て―いま・むかし．勁草書房．
金子一史・瀬地山葉矢・佐々木靖子・本城秀次・氏家達夫・村瀬聡美・荒井紫織・畠垣智恵・稲垣恵里・三輪紀久子・笛吹素子・石原美智恵・猪子香代・板倉敦夫（2001）妊娠期の母親のメンタルヘルスが母子関係に与える影響について―母親愛着および抑うつの視点からの検討．安田生命社会事業団研究助成論文集，37, 39-46.
窪田昭男（2014）出生前診断の光と影．In：窪田昭男・斉藤滋・和田和子編著：周産期医療と生命倫理入門．メディカ出版，pp.113-125.
堀内勁・橋本洋子・飯田ゆみ子 (2006) カンガルーケア―ぬくもりの子育て小さな赤ちゃんと家族のスタート．メディカ出版．

文　献

Kaplan DM, Mason EA (1960) Maternal reaction to premature birth viewed as an acute emotional disorder. Aamerican Journal of Orthopsychiatry, 30, 539-552.

Kaufman J, Henrich C (2000) Exposure to violence and early childhood trauma. In: Zeanah C (ed.): Handbook of Infant Mental Health (2ed ed.). New York, Guilford Press, pp.195-207.

Kendell RE, Chalmers JC, Platz C (1987) Epidemiology of puerperal psychoses. British Journal of Psychiatry, 150, 662-673.

Kennerley H, Gath D (1989) Maternity blues. III. Association with obstetric, psychological, and psychiatric factors. British Journal of Psychiatry, 155, 367-373.

Kitamura T, Shima S, Sugawara M, Toda MA (1993) Psychological and social correlates of the onset of affective disorders among pregnant woman. Psychological Medicine, 23 (4), 967-975.

Kitamura T, Shima S, Sugawara M, Toda MA (1996) Clinical and psychological correlates of antenatal depression: A review. Psychotherapy and Psychosomatics, 65 (3), 117-123.

Klaus MH, Kennell JH (1970) Parent-Infant Bonding, Mosby.（竹内徹他訳（1985）親と子の絆．医学書院.）

Klaus MH, Kennel JH, Klaus PH (1995) Bonding: Building the Foundations of Secure Attachment and Independence. Perseus Publishing, New York.（竹内徹他訳（2001）親と子のきずなはどうつくられるか．医学書院，p.94.）

小林美智子（2002）虐待発生の背景．周産期医学，32, 687-691.

小島謙四郎 (1981) 乳児期の母子関係 : アタッチメントの発達 . 医学書院.

Klein M. & Stern L. (1971) Low birth weight and the battered child syndrome. American Journal of Disease in Children, 122 (1) , 15-18.

小泉武宣 (2000) 周産期からの被虐待児症候群の予防に向けて . 周産期医学，30, 85-88.

小泉武宣 (2003) デベロップメンタルケアの学問的背景 . 周産期医学，33 (7)，813-816.

Kumar R. (1997) “Anybody's child”: Severe disorders of mother-to-infant boding. British Journal of Psychiatry, 171, 175-181.

Kumar R & Robson KM. (1984) A prospective study of emotional disorders in childbearing women. British Journal of Psychiatry, 144, 35-47.

Kuban KC, O'Shea TM, Allred EN, Tager-Flusberg H, Goldstein DJ, Leviton A (2009) Positive screening on the Modified Checklist for Autism in

Toddlers (M-CHAT) in extremely low gestational age newborns. Journal of Peditrics.154 (4) :535-540.

Leifer AD, Leiderman PH, Barnet CR, Williams JA. (1973) Effects of mother-infant separation on maternal attachment behavior. Child Development, 43, 1203-1218.

Levy-Shiff　R , Sharir H, Mogilner MB. (1989) Mother- and father- preterm infant relationship in the hospital preterm nursery. Child development and behavor (2nd ed.), 60 (1) , 93-102.

Limperopoulos C, Bassan H, Sullivan NR, Soul JS, Robertson RL Jr, Moore M, Ringer SA, Volpe JJ, du Plessis AJ. (2008) Positive screening for autism in ex-preterm infants: prevalence and risk factors. Pediatrics. 121 (4) :758-65.

Livingwood AB, Daen P, Smith BD. (1983) The depressed mother as a source of stimulation for her infant. Journal of Clinical Psychology, 39 (3), 369-375.

Main M, Solomon J. (1990) Procedure for identifying infants as disorganized / disoriented during the Ainsworth strange situation. In Greenberg M, Cummings E (eds.) : Attachment in the Preschool Years. Chicago, University of Chicago Press, pp.121-160.

万代ツルエ（2016）小さく生まれてきた赤ちゃんの育ち．In：永田雅子編著：別冊発達 32　妊娠・出産・子育てをめぐるこころのケア．ミネルヴァ書房，pp.136-143.

松井一郎・谷村雅子・小林登 (1989) 未熟児の虐待ハイリスク因子 . 厚生省心身障害研究，家庭保健と小児の成長・発達に関する総合的研究，平成元年報告書，185-198.

Mcgrath E, Keita G, Strickland B, Russo N（eds.) (1990) Women and Depression :Risk Factors and Treatment Issues. :Final Report of American Psychological Association's National Task Force on Womem and Depression, p.123.

Muller M. (1994) A Questionnaire to measure mother-infant attachment. Journal of Nursing Measurement, 2 (2) , 129-141.

Murray L. (1992) The impact of postnatal depression on infant development. Journal of Child Psychology and Psychiatry, 33 (3) , 543-561.

Murray L, Cooper P, Hippwell A. (2003) Mental health of parents caring for infants. Archives of Women's Mental Health, 6, S2, S71-S77.

中村肇 (2010) 超低出生体重児の育ちを見守る．学術の動向，15-21.

長濱輝代・松島恭子 (2004) NICU 入院児の母親の気分変調に関する縦断的研究―マタニティブルーズと産後うつ病の要因分析．生活学研究誌 3; 165-

文　献

173
永井幸代・永田雅子・側島久典・岸真司・斎藤久子・安藤恒三郎 (2006) 広汎性発達障害と考えられる極低出生体重児（1）．日本未熟児新生児学会誌，18 (2), 22-28.
永田雅子・永井幸代・側島久典・斎藤久子 (1997) NICU 入院児の母親への心理的アプローチ―極低出生体重児の母親の心理過程 . 小児の精神と神経，37 (3), 197-202.
永田雅子・永井幸代・側島久典 (1998) カンガルーケアによる母子への作用―母親の心理的変化 . Neonatal Care, 11(1) , 24-28.
永田雅子・斉藤久子 (1999) 低出生体重児のフォローアップ．In：辻井正次・宮原資英編著：子どもの不器用さ．ブレーン出版，pp.159-174.
Nagata M, Nagai Y, Sobajima H, Ando T, Nishide Y, Honjo S. (2000) Maternity blues and attachment to children in mothers of full-term normal infants. Acta Psychiatrica Scandinavica, 101 (3), 209-217.
永田雅子 (2001) NICU における心理的サポート．In：渡辺久子・橋本洋子編著：別冊発達 24 乳幼児精神医学の新しい風 . ミネルヴァ書房，pp.81-90.
永田雅子・今橋寿代・永井幸代・佐橋剛・岸真司・側島久典・安藤恒三郎 (2001) ハイリスク児の 1 歳 6 カ月の問題点とその援助―臨床心理士の立場から . Neonatal Care, 14(11), 1004-1005.
永田雅子 (2002) 低出生体重児の親子への母子支援―育児困難を呈した超低出生体重児の母親との母子治療過程．心理臨床学研究，20 (3), 240-251.
Nagata M, Nagai Y, Sobajima H, Ando T, Honjo S (2003) Depression in the mother and maternal attachment- result from a follow-up study at 1 year postpartum. Psychopathology, 36 (3), 142-151.
Nagata M, Nagai Y, Sobajima H, Ando T, Honjo S. (2004) Depression in the early postpartum period and attachment to children in mothers of NICU infants. Infant and Child Development, 13 (2) , 93-110.
永田雅子 (2005a) 乳幼児精神医学 NICU における心理的ケア．児童青年精神医学とその近接領域，46 (5), 555-560.
永田雅子 (2005b) 周産期と心理臨床．In：伊藤良子監修，玉井真理子編：遺伝相談と心理臨床．金剛出版，pp.181-191.
永田雅子・永井幸代・村松幹司・横山岳彦・岸真司・田中太平・安藤恒三郎・側島久典 (2005) 心理的支援をおこなった虐待ハイリスク例の検討―関係機関との連携を行った事例から．日本未熟児新生児学会雑誌，17(3), 467.
永田雅子 (2006) 新生児とその家族への看護と支援―臨床心理士．周産期医学，36 (6), 673-375.

永田雅子・永井幸代・側島久典・岸真司・斎藤久子・安藤恒三郎 (2006) 広汎性発達障害と考えられる極低出生体重児（2）―長期的支援の必要性．日本未熟児新生児学会誌 , 18 (2), 29-34.

永田雅子 (2009) 周産期における心理的ケアが母親のマタニティブルーズに与える影響―10 年後の再調査から．FOUR WINDS 乳幼児精神保健学会誌 , 1, 56-61.

永田雅子 (2016) 周産期医療の「場」を支援する―心理的ケアを担う専門スタッフの役割．日本メンタルヘルス学会誌，2 (1)，49-54.

丹羽早智子・永田雅子（2012）臨床心理士―周産期心理士ネットワーク．周産期医学（特集：周産期医療を支える仲間たち―周産期領域で協働する職種），42 (6), 773-776.

Nickel RE, Bennet FC, Lamson FN (1992) School performance of children with birth weights of 1,000g or less. American Journal of Disease of Children, 136 (2), 105-110.

Nott PN, Franklin M, Armitage C, Gelder MG (1976) Hormonal Changes and mood in the puerperium. British Journal of Psychiatry, 128, 379-383.

O'Hara MW, Rehm LP, Campbell SB. (1983) Postpartum depression: A role for social network and life stress variables. Journal of Nervous and Mental Disease, 171 (6), 336-341.

O'Hara MW, Neunaber DJ, Zekoski EM (1985) Prospective study of postpartum depression: Prevalence, course, and predictive factors: Correction. Journal of Abnormal Psychology, 94 (2), 194.

O'Hara MW (1986) Social support, life events, and depression during pregnancy and the puerperium. Archives of General Psychiatry, 43 (6), 569-573.

O'Hara MW, Zekoski E (1988) Postpartum depression: A comprehensive review. In: Kumar R, Brockington IF (eds.): Motherhood and Mental Illness 2. London; Wright, pp.17-63.

大日向雅美 (1988) 母性の研究―その形成と変容の過程：伝統的母性観への反証．川島書店.

岡野禎治・野村純一 (1989) マタニティブルーと産後うつ病の関連―臨床統計的および内分泌的研究．精神神経学雑誌 , 91, 628-633.

Okano T, Nomura J, Kumar R, Kaneko E, Tamaki R, Hanafusa I, Hayashi M, Matsuyama A (1998) An epidemiological and clinical investigation of postpartum psychiatric illness in Japanese mothers. Journal of Affective Disorders, 48 (2-3), 233-240.

岡野禎治・野村純一・蒔田一郎・蒔田晶子・山口隆久 (1989) Maternity blues の臨床内分泌学的研究．精神医学 , 31, 725-733.
岡野禎治・野村純一・越川法子・土居通哉・辰沼利彦 (1991) Maternity blues と産後うつ病の比較文化的研究．精神医学 , 33 (10), 1051-1058.
岡野禎治 (1993) 本邦における産後精神障害研究の実態. 周産期医学 , 23 (10), 1397-1403.
岡野禎治，村田真理子，増地聡子ほか (1996) 日本版エジンバラ産後うつ病自己評価表（EPDS）の信頼性と妥当性．精神科診断学 , 7, 525-533.
Panagl A, Kohlhauser C, Pollak A (2005) Integrated psychological parental assistance in the neonatal intensive care unit: Concepts and first experiences. Zeishrift für Geburtshilfe unt Neonatologie, 209 (1), 14-21.
Papousek H, Papousek M (1987) Intuitive parenting: Adialectic counterpart to the infant's integrative competence. In: Osofsky JD (ed.): Handbook of Infant Development, 2nd ed. New York; Wiley, pp.669-720.
Patterson DM, Barnard KE. (1990) Parenting of low birth weight infant: A review of issues and interventions. Infant mental Health Journal, 11 (1), 37-56.
Paykel ES, Emms EM, Fletcher J, Rassaby ES (1980) Life events and social support in puerperal depression. British Journal of Psychiatry, 136, 339-346.
Pitt B (1973) Maternity blues. British Journal of Psychiatry, 122, 431-435.
Righetti-Veltema M, Conne-perreard E, Bousquet A, Manzano J (2002) Postpartum depression and mother-infant relationship at 3months old. Journal of Affective Disorders, 70 (3), 291-306.
Robson KM, Kumar R (1980) Delayed onset of maternal affection after child birth. British Journal of Psychiatry, 136, 347-353.
Robson KS, Moss HA (1970) Patterns and determinants of maternal attachment. Journal of Peditrics, 77 (6), 976-985.
Rode SS, Chang P, Fisch RO, Sroufe LA (1981) Attachment patterns of infants separated at birth. Developmental Psychology, 17 (2), 188-191.
Ross EK (1969) On Death and Dyning.（川口正吉訳 (1971) 死ぬ瞬間―死にゆく人々との対話．読売新聞社.）
斎藤久子・今橋寿代・山田理恵・鈴木重澄・戸苅創・和田義郎 (1994) 極小・超未熟児の学齢期―学習障害について．小児の精神と神経 , 34 (1, 2), 15-27.
Sameroff AJ (1975) Early influences on development: Factor fancy? Journal of

Developmental Psychology, 21 (4), 267-294.
Sameroff AJ, Seifer R, Zax M (1982) Early development of children at risk for emotional disorder. Monograph of the Society for Research in Child Development, 47 (7), 82.
笹本優佳・橋本洋子・堀内勁 (2004) 母子早期接触がもたらす母子関係への短期・長期的効果．ペリネイタルケア , 23 (8), 671-675.
佐藤文・板垣由紀子・後藤道子・秋葉裕・森谷香織・森岡由紀子 (2003) 産後のうつ状態と母子相互作用についての縦断的研究（その 1）―マタニティブルーズと産後のうつ状態の頻度と背景要因の検討．母性衛生 , 44 (1), 51-56.
Schuymer lD, Groote ID, Desoete A，Roeyers H (2012) Gaze aversion during social interaction in preterm infants: A function of attention skills? Infant Behavior and Development, 35, 129-139.
側島久典 (2002) 入院中の新生児の QOL．小児科 , 43 (4), 403-411.
側島久典 (2004) 周産期における臨床心理士の意義と育成. 周産期医医学 , 34, 1555-1558.
Stein A, Gath DH, Bucher J, Bond A, Cooper PJ (1991) The relationship between postnatal depression and mother infant interaction. British Journal of Psychiatry, 158, 46-52.
Stein G (1980) The pattern of mental change and body weight change in the first postpartum week. Journal of Psychosomatic Research, 24 (3-4), 165-171.
Stein G (1982) The maternity blues. In: Brockington IF, Kumar R (eds.): Motherhood and Mental Illness. London. Academic Press, p.119.
Stern D (1985) The interpersonal world of the infant: A view from psychoanalysis and developmental psychology. New York, Basic Books.（小此木啓吾・丸田俊彦監訳（1989）乳児の対人世界―理論編，臨床編．岩崎学術出版社.）
Stern,DN (1995) The motherhood costellation: A view of parent-infant psychotherapy. New York, Basic Books.（馬場禮子・青木紀久代訳（2000）親 - 乳幼児心理療法―母性のコンステレーション．岩崎学術出版社，p.15.
Sugawara M, Kitamura T, Toda M, Sima S (1999) Longitudinal relationship between maternal depression and infant temperament in a Japanese population. Journal of Clinical Psychology, 55 (7), 869-880.
Susman JL (1996) Postpartum depression disorders. The Journal of Family Practice, 43 (6), S17-S23.

文　献

諏訪城三 (1998) 被虐待児 117 例の検討―臨床所見および虐待の背景について．日本小児科学会雑誌 , 99 (12), 2069-2077.

鈴木廣子 (2001) 産後うつ病に罹患した母親とその乳幼児を支えるには．In：渡辺久子・橋本洋子編：別冊 発達 24　乳幼児精神医学の新しい風．ミネルヴァ書房 , pp.74-80.

鈴宮寛子・吉田敬子・石井美栄 (2002) 産後うつ病の全国調査ならびに早期スクリーニングと援助方法の検討．産後うつ病の実態調査ならびに予防的介入のためのスタッフ教育研修活動．平成 14 年度攻勢科学研究費補助金（こども家庭総合研究）研究報告書 , pp.1-17.

竹内敏雄・井上美鈴・田中大介・斉川紀子・佐藤弘之・岩崎順弥・井上真理・松岡孝・安部祥英・飯倉洋治 (2001) NICU における臨床心理士に関する実態調査（１）―NICU 病棟における現状．日本新生児学会雑誌 , 37, 161-168.

田中秀典・後藤芳光・岸真司・山口信行・毛利篤子・安藤恒三郎・斉藤久子・今橋寿代 (1993) 低出生体重児の幼児期における発達の特徴. 小児の精神と神経 , 33 (2), 123-132.

Tanimura M, Matsui I, Kobayashi N (1995) Analysis of child abuse cases admitted in pediatric service in Japan. I. Two types of abusive process in low birth-weight infants. Acta Pediatrica Japonica, 37 (2), 248-254.

Treverthen C (2001) Intrinsic motives for companionship in understanding: Their origin, development, and significance for infant mental health. Infant Mental Health Journal, 22, 95-131.

Ueda M, Yamashita H, Yoshida K. (2006) Impact of infant mental health problems on postnatal depression: Pilot study to evaluate a health visiting system. Psychiatry Clinical Neurosciences, 60 (2), 182-189.

鵜飼奈津子 (2000) 児童虐待の世代間伝達に関する一考察．心理臨床学研究 , 18 (4), 402-411.

氏家達夫 (1990) ハイリスク児の発達と母子関係. 発達の心理学と医学 , 1 (1), 67-77.

梅崎愛子 (2001) なかなか面会に訪れない親. Neonatal Care, 14 (9), 785-788.

Vohr BR, Garcia Coll CT (1985) Neurodevelopmental and school performance of very low-birth-weight infants: Seven-year; longitudinal study. Pediatrics, 76 (3), 345-350.

渡辺久子 (1994) 乳幼児―親精神療法の実際．In：小此木啓吾・小島謙四郎・渡辺久子編：乳幼児精神医学の方法論．岩崎学術出版社 , pp.145-164.

Whitelaw A, Heisterkamp G, Sleath K, Acolet K, Richards M (1988) Skin to skin contact for very low birth-weight infants and their mothers. Archives of

Disease of Children, 63, 1377-1381.
Winnicott DW (1965) The Family and Individual Development. London, Tavistock Publications.（牛島定信編 (1992) 子どもと家族―その発達と病理．誠信書房.）
Winnicott DM (1987) Babies and Mothers. The Winnicott Trust.（成田義弘・根本真弓訳 (1993) 赤ん坊と母親．岩崎学術出版社.）
Yalom I, Lunde DT, Moss RH, Hamburg DA (1968) "Postpartum blues" Syndrome. Archives of General Psychiatry, 18 (1), 16-27.
山田美穂・稲森絵美子・今井絵美・永田雅子・岩山真理子・宇野知子・岡田由美子・橋本洋子・側島久典・堀内勁 (2006) NICU のケアにおける心理スタッフの役割と雇用．周産期・新生児医学会誌 , 42 (1), 85-91.
山下洋・吉田敬子 (2003) 母子精神保健における周産期・乳幼児精神医学：産後うつ病の母親のスクリーニングと介入について．精神神経学雑誌 , 105 (9), 1129-1135.
Yamashita H, Yoshida K, Nakano H, Tashiro N (2000) Postnatal depression in Japanese women: Detecting the early onset of postnatal depression by closely monitoring the postpartum mood. Journal of Affective Disorders, 58 (2), 145-154.
山下洋・綿井友美・吉田敬子（2016）産前・産後のメンタルヘルス．In：永田雅子編著：別冊発達 32　妊娠・出産・子育てをめぐるこころのケア．ミネルヴァ書房，pp.75-81.
山下潤子・岩本澄子・吉田敬子 (2003) 出産後の母親の抑うつ傾向とオプティミズム，ペシミズムとの関連―1 年間にわたる縦断研究．児童青年精神医学とその近接領域 , 44 (5), 440-445.
山下沙織・永田雅子（2013）低出生体重児の社会的発達に関する研究の概観．名古屋大学教育発達科学研究科紀要（心理発達科学），59, 125-131.
山下沙織・岩山真理子・永田雅子（2014）低出生体重児の早期介入に関する研究の展望．名古屋大学教育発達科学研究科紀要（心理発達科学），60, 95-102.
吉田敬子 (2005)「健やか親子 21」の達成の鍵を握るこれからの育児支援とは．母子保健情報 , 51, 91-95.
吉田敬子・山下洋・鈴宮寛子 (2005) 産後の母親と家族のメンタルヘルス 自己記入式質問票を活用した育児支援マニュアル．母子保健事業団.
Younger JB, Kendell MJ, Pickler RH (1997) Mastery of stress in mothers of preterm infants. Journal of the Society of Pediatric Nurses, 2 (1), 29-35.
財団法人母子衛生研究会編 (2010) 母子保健の主なる統計 平成 21 年度版．母子保健事業団.
Zung WW (1965) A self-rating depression scale. Archives of General Psychiatry, 12, 63-70.

キーワード索引

ま行

ら行

著者略歴
永田雅子（ながた・まさこ）山口県生まれ，名古屋大学心の発達支援研究実践センターこころの育ちと家族分野教授，公認心理師・臨床心理士

平成５年　名古屋大学教育学部卒業
平成７年　名古屋大学大学院教育発達科学研究科修了
平成８年～　名古屋第二赤十字病院小児科臨床心理士として勤務
平成 19 年９月　名古屋大学教育発達科学博士後期課程中退
平成 19 年 10 月　名古屋大学発達心理精神科学教育研究センター　准教授
平成 27 年４月　名古屋大学心の発達支援研究実践センター　准教授
平成 28 年４月より現職

主な著書　「乳幼児医学精神保健の新しい風」（共著，ミネルヴァ書房），「遺伝相談と心理臨床」（共著，金剛出版），「子どもの臨床心理アセスメント」（共著，金剛出版），「赤ちゃんに先天異常がみつかった女性への看護」（共著，メディカ出版），「ハイリスク児のフォローアップマニュアル」（共著，メディカ出版），「子どもの発達と情緒の障害」（共著・岩崎学術出版），「臨床児童青年精神医学ハンドブック」（共著・西村出版），「心理臨床における多職種の連携と協働」（編著・岩崎学術出版），「“いのち”と向き合うこと・“こころ”を感じること」（共編著・ナカニシヤ出版），「標準　ディベロップメンタルケア」（共著・メディカ出版），「心の発達支援シリーズ　乳幼児　育ちが気になる子どもを支える」（監修・単著・明石書店），「妊娠・出産・子育てをめぐるこころのケア」（編著・ミネルヴァ書房），「公認心理師基礎用語集」（共編・遠見書房），「親と子のはじまりを支える」（編著・遠見書房）ほか多数

新版　周産期のこころのケア
親と子の出会いとメンタルヘルス

2017年12月1日　第1刷
2022年12月1日　第2刷

著　者　永田雅子
発行人　山内俊介
発行所　遠見書房

〒181-0001　東京都三鷹市井の頭 2-28-16
株式会社　遠見書房
TEL 0422-26-6711　FAX 050-3488-3894
tomi@tomishobo.com　https://tomishobo.com
遠見書房の書店　https://tomishobo.stores.jp/

印刷　太平印刷社・製本　井上製本所

ISBN978-4-86616-040-5　C3011